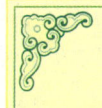

国医绝学百日通

常见病饮食宜忌速查

李玉波 翟志光 袁香桃 主编

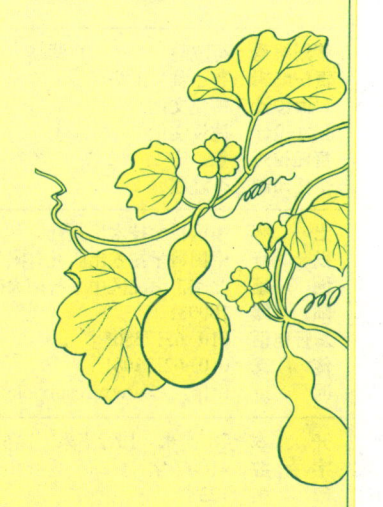

中国科学技术出版社
·北京·

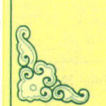

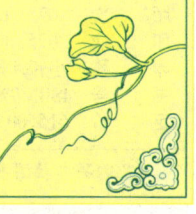

图书在版编目（CIP）数据

常见病饮食宜忌速查 / 李玉波，翟志光，袁香桃主编. -- 北京：中国科学技术出版社，2025.2

（国医绝学百日通）

ISBN 978-7-5236-0766-4

Ⅰ.①常… Ⅱ.①李…②翟…③袁… Ⅲ.①常见病—食物疗法—基本知识②常见病—饮食—禁忌—基本知识 Ⅳ.①R247.1

中国国家版本馆CIP数据核字（2024）第098695号

策划编辑	符晓静　李洁　卢紫晔
责任编辑	曹小雅　王晓平
封面设计	博悦文化
正文设计	博悦文化
责任校对	焦　宁
责任印制	李晓霖

出　　版	中国科学技术出版社
发　　行	中国科学技术出版社有限公司
地　　址	北京市海淀区中关村南大街 16 号
邮　　编	100081
发行电话	010-62173865
传　　真	010-62173081
网　　址	http://www.cspbooks.com.cn

开　　本	787毫米×1092毫米　1/32
字　　数	4100千字
印　　张	123
版　　次	2025 年 2 月第 1 版
印　　次	2025 年 2 月第 1 次印刷
印　　刷	小森印刷（天津）有限公司
书　　号	ISBN 978-7-5236-0766-4 / R・3282
定　　价	615.00元（全41册）

（凡购买本社图书，如有缺页、倒页、脱页者，本社销售中心负责调换）

目录

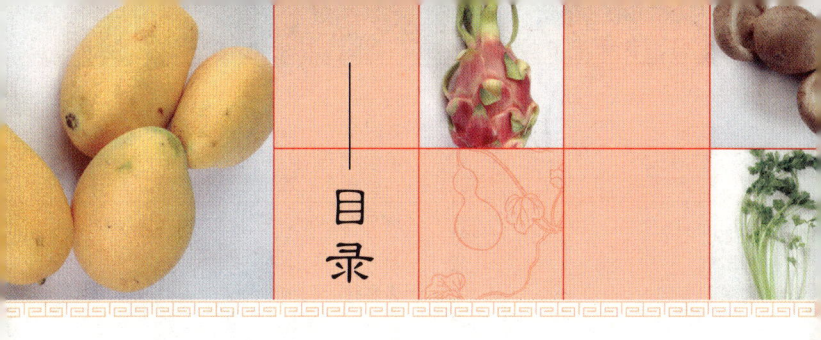

第一章　呼吸系统疾病……1
感冒……………………………1
哮喘……………………………2
肺炎……………………………3
支气管炎………………………4

第二章　消化系统疾病……5
便秘……………………………5
胃炎……………………………6
胀气……………………………6
腹泻……………………………7
肠胃溃疡………………………8
结肠炎…………………………9
细菌性痢疾……………………10

第三章　心血管疾病………11
高血压…………………………11
高血脂…………………………12
低血压…………………………13
冠心病…………………………14
心肌梗死………………………15
脑梗……………………………16
心肌炎…………………………17

第四章　肝胆疾病…………18
脂肪肝…………………………18
胆结石…………………………19
胆囊炎…………………………20
乙肝……………………………21

肝硬化…………………………21

第五章　泌尿系统疾病……22
尿毒症…………………………22
肾炎……………………………23
肾结石…………………………24
尿道感染………………………25
膀胱结石………………………25

第六章　甲状腺疾病………26
甲状腺功能亢进症……………26
甲状腺功能减退症……………27
甲状腺肿瘤……………………28

第七章　骨关节疾病………29
骨刺、肌腱炎…………………29
骨质疏松症……………………30

第八章　风湿免疫系统疾病…31
类风湿性关节炎………………31
痛风性关节炎…………………32
强直性脊柱炎…………………32

第九章　神经系统疾病……33
失眠……………………………33
中风……………………………34
偏头痛…………………………35
神经衰弱………………………36
三叉神经痛……………………37
坐骨神经痛……………………38

| 1 |

帕金森病……………………39
阿尔兹海默病 ……………40

第十章　代谢系统疾病……41
贫血…………………………41
糖尿病………………………42
痛风…………………………43
肥胖…………………………44

第十一章　男科疾病………45
阳痿…………………………45
前列腺增生/前列腺炎/前列腺癌…46
性功能障碍…………………47

第十二章　妇科疾病………48
经前期综合征………………48
月经不调/痛经………………49
流产…………………………50
阴道炎………………………51
子宫内膜异位症……………52
更年期综合征………………53
白带增多……………………54
盆腔炎………………………55
子宫颈炎……………………56
子宫肌瘤……………………57

第十三章　五官科疾病……58
近视…………………………58
老花眼………………………59
结膜炎………………………60
白内障………………………61
青光眼………………………62
干眼症………………………63
夜盲症………………………64
过敏性鼻炎…………………65
扁桃体炎……………………66

咽喉炎………………………66
龋齿/牙周炎…………………67
口腔溃疡……………………68
中耳炎………………………69

第十四章　皮肤疾病………70
青春痘、粉刺………………70
皮炎…………………………71
湿疹…………………………72
烧烫伤………………………73
皮肤过敏……………………74
荨麻疹………………………75
蜂窝组织炎…………………76
脚气病/足癣…………………77
疱疹…………………………77

第十五章　儿科疾病………78
麻疹…………………………78
水痘…………………………79
婴幼儿湿疹…………………80
尿床…………………………81
小儿腹泻……………………82

第十六章　癌症……………83
肺癌…………………………83
肝癌…………………………84
子宫颈癌……………………85
乳腺癌………………………86
大肠癌/直肠癌………………87
胃癌…………………………88
脑癌…………………………89
口腔癌………………………90
骨癌…………………………91
白血病………………………92

第一章　呼吸系统疾病

感冒

宜吃食物	蔬菜类：西红柿、豆芽菜、西蓝花、黄瓜 水果类：梨、西瓜、荔枝、菠萝
忌吃食物	水果类：柿子 水产类：甲鱼、蚌 肉类：鸭肉、猪肉、羊肉、狗肉 饮品类：冰激凌、酒精饮料
饮食改善	◎以清淡的饮食为主，适当补充热量，且需要补充大量水分 ◎感冒时不能食用过多含蛋白质的食物，这样会增加肝肾的负担，不利于恢复 ◎感冒患者在吃一些粥或汤面时，也可以再加点蔬菜和水果
推荐营养素	维生素A、B族维生素、维生素C、维生素E、蛋白质、胡萝卜素、锌

哮喘

宜吃食物	**蔬菜类**：苋菜、芹菜、西红柿、南瓜 **水果类**：菠萝、草莓、橙子、猕猴桃、枇杷、樱桃、火龙果、橘子、柚子 **五谷类**：黄豆、黑豆 **肉类**：羊肺等 **菌类**：银耳 **中药类**：百合、莲子、杏仁 **其他类**：燕窝、豆腐、豆浆
忌吃食物	**水产类**：带鱼、蛏子、黑鲷、虾、蟹 **蔬菜类**：雪里蕻、芥菜、洋葱 **水果类**：荔枝、杧果、柿子、哈密瓜 **饮品类**：汽水、可乐、冰激凌
饮食改善	◎哮喘患者的饮食宜清淡、少刺激，不宜过饱、过咸、过甜，忌食生、冷、酒、辛辣等刺激性食物 ◎宜少食异性蛋白类食物，一旦发现某种食物确实可导致哮喘复发，应避免进食，宜多食植物性大豆蛋白，如豆类及豆制品等 ◎饮食要保证各种营养素的充足和平衡，特别应增加抗氧化营养素如β-胡萝卜素、维生素C、维生素E及微量元素硒的摄取量 ◎宜减少盐的摄入量
推荐营养素	维生素A、B族维生素、维生素E、维生素C、钙、胡萝卜素、硒

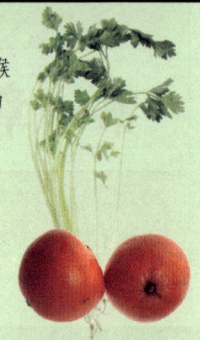

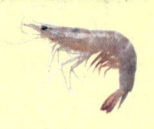

肺炎

宜吃食物	**蔬菜类**：芥菜、油菜、茼蒿、萝卜、冬瓜、菠菜 **水果类**：苹果、葡萄、樱桃、菠萝、柿子、草莓、柠檬、柚子、枇杷 **五谷类**：大米、小麦 **肉类**：鸡肉、猪肉、牛肉 **豆制品类**：豆浆、豆腐、豆干
忌吃食物	**蔬菜类**：韭菜 **水果类**：香蕉、桃、杏、李子 **饮品类**：冰激凌、汽水、咖啡、浓茶 **糕点类**：蛋糕、饼干
饮食改善	◎每天少食多餐，以每日七八餐为宜 ◎高热、咳嗽等痰热内盛者，忌服油腻、油炸类食物，如肥肉、油煎品、甜食之类 ◎饮食宜多进食水果、新鲜蔬菜及豆制品类食物 ◎以稀软的流质食物或饮料为宜，如藕粉、果汁、米粥等 ◎必须供给患者充足的营养，特别是热量和优质蛋白质，以补充机体的消耗 ◎烹调时最好使用植物油 ◎每天要补充大量水分
推荐营养素	维生素A、B族维生素、维生素C、维生素E、胡萝卜素、锌

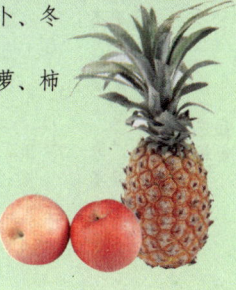

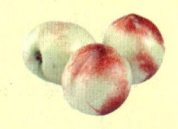

支气管炎

宜吃食物	**蔬菜类**：大白菜、小白菜、油菜、白萝卜、胡萝卜、西红柿 **水果类**：梨、枇杷、杧果、草莓、葡萄 **水产类**：海带、紫菜 **五谷类**：大米、小麦 **其他类**：红枣、白果、松子、百合、核桃
忌吃食物	**水果类**：荔枝、桂圆 **饮品类**：可乐、咖啡、冰激凌、浓茶 **水产类**：螃蟹、生鱼片 **调味品类**：辣椒、葱、生姜、大蒜
饮食改善	◎应适时补充必要的蛋白质，如动物肝、鱼类、豆制品等 ◎患者在寒冷季节应补充一些含热量高的肉类暖性食品，以增强御寒能力 ◎除荤食外，应经常进食新鲜的蔬菜瓜果，以保证维生素C的摄取量 ◎含维生素A的食物也是必不可少的，它们有保护呼吸道黏膜的作用 ◎每天要补充充足的水分 ◎食物最好以清淡的方式处理，减少煎、炸等方式
推荐营养素	维生素A、B族维生素、维生素C、胡萝卜素、锌、蛋白质

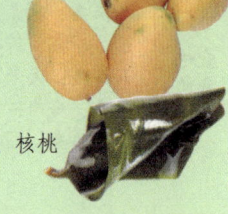

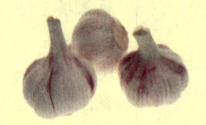

第二章　消化系统疾病

便秘

宜吃食物	**蔬菜类**：芹菜、韭菜、空心菜、胡萝卜、圆白菜、土豆、牛蒡 **水果类**：香蕉、西瓜、菠萝、蜜柑
忌吃食物	**调味品类**：胡椒、花椒、辣椒、大蒜等刺激性强、辛辣性食物
饮食改善	◎饮食上应该提倡摄取高蛋白质、高维生素的食物 ◎主食不宜太精细。适当多吃一些粗粮及具有降脂功效的食物 ◎晚饭后喝酸奶 ◎豆酱和大酱都是发酵食品，这些食品含有人体肠道所必需的有益微生物，可以帮助消化 ◎每天要增加水的摄取量
推荐营养素	B族维生素、铁、膳食纤维、蛋白质

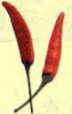

胃炎

宜吃食物	蔬菜类：西红柿、茄子、芹菜、韭菜 肉类：鸡肉、动物肝脏
忌吃食物	水果类：橘子、菠萝 其他类：糯米类制品、甜点、蛋糕、饼干
饮食改善	◎尽量进食较精细、易消化、富有营养的食物 ◎少吃肥、甘、厚、腻、辛辣等食物，少饮酒及浓茶 ◎吃饭时要细嚼慢咽，这样可以减少粗糙食物对胃黏膜的刺激
推荐营养素	维生素A、B族维生素、维生素C、维生素D、锌、铁、锰

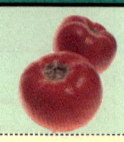

胀气

宜吃食物	蔬菜类：莲藕、红萝卜 中药类：薄荷、陈皮、玫瑰花
忌吃食物	蔬菜类：洋葱、韭菜、空心菜、茄子 五谷类：玉米、红薯、糯米
饮食改善	◎一日三餐应当做到定时定量，应特别重视节制饮食并合理安排一日三餐，不能暴饮暴食 ◎防止大量饮酒 ◎饮食要以清淡、易消化、少油腻为基本原则
推荐营养素	维生素A、B族维生素、维生素D、维生素E

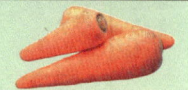

腹泻

宜吃食物	蔬菜类：土豆、茄子、山药、萝卜、扁豆 水果类：柠檬、苹果 五谷类：薏米、糯米、麦片 肉类：牛肉、瘦猪肉、鸡肉 中药类：红枣、莲子
忌吃食物	蔬菜类：白菜、韭菜、菜花、芹菜 干果类：花生、核桃、杏仁、腰果 肉类：鸭肉、瘦猪肉 水产类：虾、海蜇皮、螃蟹 五谷类：红薯、黄豆 饮品类：咖啡、茶、汽水 调味品类：胡椒、咖喱、大蒜
饮食改善	◎饮食以少油腻、少渣滓、高蛋白质、高热量、高维生素为主 ◎烹调方法最好以蒸、炖、煮、烩为主，忌用炸、爆、煎制菜肴 ◎鱼、瘦肉、蛋类及各种豆制品少油腻、营养丰富，可适当选用 ◎为了增加维生素C摄入量又不使腹泻加剧，可选用含膳食纤维少的水果 ◎腹泻时要忌食生冷、油腻食物 ◎多补充水分
推荐营养素	锌、蛋白质、B族维生素、不饱和脂肪酸、维生素C

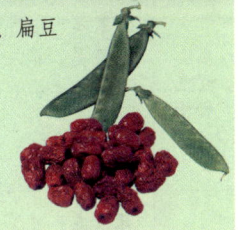

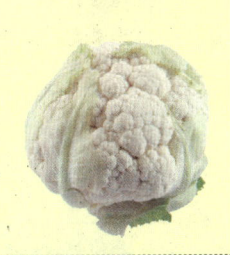

肠胃溃疡

宜吃食物	蔬菜类：土豆、圆白菜、黄瓜、南瓜 水果类：苹果、香蕉 豆制品类：豆腐、豆皮、豆腐脑
忌吃食物	蔬菜类：韭菜、藕、黄豆芽、茭白、竹笋、芹菜、香菜、洋葱 水果类：菠萝、荔枝、石榴 五谷类：糯米、糙米、黄豆 肉类：腊肉、火腿肉、香肠、牛肉、鸭肉 菌类：香菇、黑木耳 干果类：核桃、瓜子、腰果
饮食改善	◎肠胃溃疡患者若胃酸过多，应多摄取富含蛋白质的食物，因为蛋白质能保护胃壁 ◎蔬菜类要煮软再食用 ◎牛奶具有保护胃肠黏膜的作用，稍微加热后饮用，效果很不错 ◎少吃不易消化的食物，如鱼贝类、脂肪较多的肉类、笋及红薯等膳食纤维多的蔬菜 ◎辛辣刺激、味重的食物应少吃或不吃 ◎饮食过量会增加胃液的分泌，因此在饮食量上宜有所控制 ◎宜遵守少食多餐、定时、定量、清淡营养的饮食原则
推荐营养素	维生素A、B族维生素、维生素C、铁、益生菌

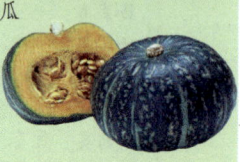

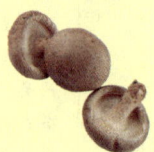

结肠炎

宜吃食物	**蔬菜类：** 山药、扁豆、菠菜、胡萝卜 **中药类：** 莲子、百合、红枣 **其他类：** 脱脂牛奶
忌吃食物	**蔬菜类：** 韭菜、洋葱、芹菜 **水果类：** 西瓜、哈密瓜 **调味品类：** 大葱、蒜、辣椒 **其他类：** 油炸食品、咖啡、碳酸饮料、酒等
饮食改善	◎在饮食中要尽量提供足够的热能、蛋白质、无机盐和各种营养素，这样做可以尽可能避免出现低蛋白血症，以增强体质，促进疾病愈合 ◎结肠炎患者要避免刺激性食物和粗纤维食物，以减轻对肠道黏膜的刺激 ◎结肠炎发作时应尽量限制食物纤维和油脂摄入，忌生食水果、蔬菜 ◎腹泻时可用红茶焦米粥汤等收敛饮料 ◎烹调方式最好以煮、蒸、烩、焖、水滑为主，烹调中尽量少用油 ◎少吃粗纤维食物。因为大量的粗纤维食物会刺激肠道，并影响营养物质的吸收，对原本就营养不良的患者而言更会加重病情 ◎不要食用过冷、过热的食物。夏天尤其要避免食用冷饮和刚从冰箱里拿出来的食物
推荐营养素	维生素A、维生素C、钙、铬、镁、锌、生物类黄酮

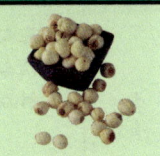

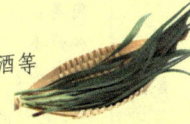

细菌性痢疾

宜吃食物	**蔬菜类**：土豆、菠菜、油菜、苋菜 **五谷类**：小米、大米、薏米 **豆制品类**：豆腐、豆腐脑
忌吃食物	**肉类**：动物内脏、羊肉 **水产类**：甲鱼 **干果类**：栗子、花生、杏仁 **饮品类**：浓茶、酒、各种咖啡
饮食改善	◎急性期应禁食，清理肠胃，或根据情况进食流质食品，如米汤、藕粉、滤过去渣的菜汤等容易消化的食物。适当饮果汁水、盐开水 ◎病情好转的时候，可食低脂肪少渣的半流食，如米粥、肉泥粥、蛋花粥、菜末粥、龙须面、小薄面片及面包、蛋糕、饼干、新鲜果汁、菜汁 ◎不能吃过硬的食物 ◎急性期应忌油腻、荤腥、生冷、高膳食纤维不易消化的食物 ◎忌食用牛奶、鸡蛋、蔗糖，这类食物既会产生胀气又不易消化 ◎在料理食物时，宜采取清蒸、水煮等方式 ◎要多次补充水分
推荐营养素	维生素A、糖、蛋白质、钠

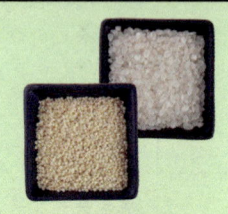

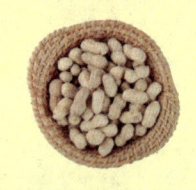

第三章 心血管疾病

高血压

宜吃食物	**蔬菜类**：冬瓜、芹菜、萝卜、大白菜、油菜、菠菜、韭菜、菜花、青椒、苦瓜、丝瓜、西红柿、绿豆芽、莴笋、茄子、空心菜 **水果类**：香蕉、葡萄、柿子、橘子 **五谷类**：赤小豆、绿豆、小米 **肉类**：猪肉、牛肉、鸡肉、鸭肉
忌吃食物	**肉类**：肥肉、动物内脏、动物脑、肉松、香肠
饮食改善	◎饮食以清淡、低盐为主 ◎忌吃高脂肪食物，减少动物油脂的摄取量 ◎可适量吃些醋 ◎凡是含淀粉较多的食物，均应该少吃
推荐营养素	维生素A、维生素B_1、钙、钾

高血脂

宜吃食物	**蔬菜类**：洋葱 **水产类**：鲑鱼、海带 **五谷类**：小麦、玉米、大米、绿豆、燕麦、粗面粉、苦荞麦、粳米、玉米 **菌类**：香菇、平菇、金针菇、黑木耳、银耳、猴头菇 **饮品类**：酸奶、绿茶
忌吃食物	**水果类**：桃、苹果、李子、葡萄、香蕉、荔枝、柑橘、提子、哈密瓜、西瓜、甜瓜、香瓜 **肉类**：动物内脏、羊肉 **水产类**：鱼子、虾
饮食改善	◎限制高脂肪食物的摄入，不吃荤油、肥肉、内脏、蛋黄等胆固醇含量高的食物 ◎选择胆固醇含量低且富含膳食纤维的绿叶蔬菜、豆制品。多吃有降胆固醇作用的食物。适量的海鱼也有助于降低甘油三酯和胆固醇 ◎控制饭量、限制甜食。这点对高血脂患者尤其重要。因为包括甜食在内的糖类多可在体内转化成甘油三酯，使血液中甘油三酯的浓度增高 ◎最好不要喝酒，可适量饮用葡萄酒
推荐营养素	维生素A、B族维生素、维生素C、膳食纤维、卵磷脂、胡萝卜素

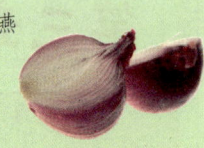

低血压

宜吃食物	蔬菜类：胡萝卜、韭菜 肉类：羊肉、公鸡肉 水产类：鱼、虾、贝、蟹 中药类：百合、人参、红枣、莲子、桂圆
忌吃食物	蔬菜类：洋葱、冬瓜、苦瓜、芹菜、西红柿 五谷类：绿豆、赤小豆 饮品类：酒、浓茶、咖啡
饮食改善	◎多吃蔬菜和水果 ◎低血压患者宜适当选择一些高钠、高胆固醇的饮食，以利于提高血胆固醇浓度，增加动脉紧张度，使血压上升 ◎低血压患者的食物中可适当多加些盐。因为低血压患者对钠盐的需求量要高于常人，适当增加摄取量有助于提高血压 ◎生姜含挥发油，可刺激胃液分泌，促进消化并可使血压升高，对低血压患者有益，烹饪时可加生姜提味，多吃一些 ◎每天要供给足够的热量，把体重保持在理想范围内 ◎一定要避免食用影响血压的食物
推荐营养素	B族维生素、蛋白质、钠、铜

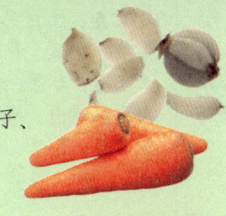

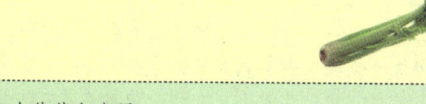

冠心病

宜吃食物	**蔬菜类**：大白菜、芹菜、韭菜、菠菜、豆芽菜、丝瓜、黄瓜、冬瓜 **水果类**：苹果、草莓、石榴、香蕉 **肉类**：鸡肉、瘦猪肉 **五谷类**：小麦、薏米、糙米
忌吃食物	**肉类**：动物内脏、腊肉 **水产类**：虾卵、蟹黄、鱼子
饮食改善	◎避免进食过多的动物性脂肪及含有大量胆固醇的食物，但像米饭类含胆固醇很低的食物可以经常食用 ◎每日饮食总热量不宜太高，对糖类要加以限制，40岁以上的肥胖体型者要减肥，限制膳食总热量 ◎要注意蛋白质的摄入量，如瘦肉类、鱼类及豆类蛋白要经常食用，以供给必需的氨基酸，牛奶最好选脱脂牛奶 ◎多吃新鲜蔬菜与水果，因其含维生素C、钾、镁等元素，对心脏有保护作用 ◎每顿饮食避免过饱，避免进食高脂肪性食物，以减轻心脏负担 ◎忌烟、酒、茶 ◎处理食物时最好采取清蒸、水煮等少油的方式 ◎饮食宜清淡，口味不能过重 ◎不能食用辛辣的食物和调味品
推荐营养素	维生素A、维生素C、锌、铜、镁

心肌梗死

宜吃食物	**蔬菜类**：西红柿、菠菜、豆芽菜、胡萝卜、黄瓜 **水果类**：石榴、西瓜、菠萝、草莓、葡萄 **五谷类**：黄豆、小麦、绿豆、玉米 **肉类**：瘦猪肉 **其他类**：鲜奶、奶粉、豆腐
忌吃食物	**肉类**：动物内脏、肥肉、鸡皮 **水产类**：墨鱼、蟹黄、虾卵、鱼子 **其他类**：蛋黄、奶油、全脂牛奶
饮食改善	◎限制热量的摄入，以减轻心脏负担 ◎应少食多餐，以流食为主，并避免吃过冷、过热的食物。随着病情的好转，可适当增加半流食，并逐步增加热能。可以进食适量的瘦肉、鱼类、水果等 ◎饮食应平衡、清淡且富有营养，以改善机体，包括心肌细胞的营养供给，保护和维持心脏功能，促进患者早日康复 ◎应避免进食过量和刺激性食物，不饮浓茶、咖啡，避免进食大量脂肪 ◎注意钠、钾平衡，适当增加镁的摄入，以防止或减轻并发症，尤其是心律失常和心力衰竭的发生和发展 ◎急性心肌梗死伴心功能不全时，常有胃肠功能紊乱，所以饮食更应该谨慎 ◎烹饪时不要加入过多的调味品
推荐营养素	维生素A、维生素C、锌、钙、镁、钠

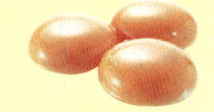

脑梗

宜吃食物	**蔬菜类**：芹菜、蒜苗、豆芽菜、黄瓜、小白菜 **水果类**：柿子、柑橘、石榴、木瓜、杏、枣、苹果、猕猴桃 **水产类**：海带、紫菜 **五谷类**：小麦、赤小豆、绿豆
忌吃食物	**肉类**：肥肉、动物内脏 **水产类**：贝壳类、鱿鱼、墨鱼 **糕点类**：糖果、糕点 **饮品类**：酒、汽水
饮食改善	◎饮食要控制总热量。如果膳食中控制了总脂肪的摄入，血脂是会下降的 ◎要限制进食精制糖和含糖类的甜食，包括点心、奶油蛋糕、糖果和甜味饮料等 ◎注意烹调用料。为了增加食欲，可以在炒菜时加一些醋、番茄酱、芝麻酱等调味品。醋除可以调味外，还可加速脂肪的溶解，促进消化和吸收；芝麻酱含钙量高，经常食用可补充钙，对防止脑出血有一定好处 ◎限制脂肪摄入量。每日膳食中要减少总的脂肪量，减少动物脂肪摄入量，烹调时用植物油代替动物油，如花生油、豆油、玉米油等 ◎要限制饮食中的胆固醇摄入 ◎食用肉类时，要选用含不饱和脂肪酸多的肉类。猪肉和牛肉最好选择瘦肉部位食用 ◎进餐时要细嚼慢咽，不能暴饮暴食
推荐营养素	维生素A、维生素C、儿茶素、膳食纤维、硒、镁

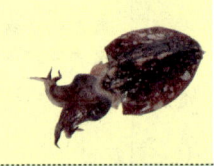

心肌炎

宜吃食物	**蔬菜类**：芹菜、油菜、豆芽菜、胡萝卜、南瓜、土豆 **水果类**：柠檬、杧果、哈密瓜、木瓜、菠萝、柑橘、柿子、香蕉 **水产类**：青鱼、牡蛎、沙丁鱼 **五谷类**：大米、小麦、黄豆、蚕豆 **肉类**：鸡肉、瘦猪肉 **干果类**：瓜子、杏仁、花生
忌吃食物	**肉类**：肥肉、动物内脏、五花肉 **其他类**：全脂牛奶、奶油、罐头类食品
饮食改善	◎饮食宜以高蛋白质、高维生素为主 ◎采用低热量饮食，以减轻心脏的负担 ◎少食多餐，每餐不要吃太饱，晚餐应尽量少吃。合理的就餐时间为：早上7点，上午9点，中午11点，下午3点，晚上6点 ◎膳食宜平衡、清淡和营养丰富，保证心肌的足够营养供给，帮助患者早日康复 ◎避免过冷、过热、过量和刺激性食物 ◎远离烟酒 ◎注意钠、钾平衡，适当增加镁的摄入，这有利于防止心律失常和心力衰竭的发生和发展 ◎少吃高脂肪的食物
推荐营养素	维生素A、维生素C、蛋白质、胡萝卜素、硒、锌、铜

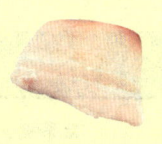

第四章　肝胆疾病

脂肪肝

宜吃食物	**蔬菜类**：魔芋、豆芽菜、韭菜、茄子、丝瓜 **五谷类**：玉米麸、粗麦粉、糙米、豆类 **菌类**：香菇、黑木耳 **其他类**：橄榄油、菜籽油、茶油
忌吃食物	**肉类**：动物内脏、烤肉串、肥肉 **水产类**：鱼子、鱿鱼 **其他类**：动物油、黄油、奶油等
饮食改善	◎饮食要均衡，控制热量摄入，以便使肝细胞内的脂肪逐渐氧化 ◎应限制摄入脂肪和糖类 ◎多吃高蛋白质食物和新鲜蔬菜 ◎平时要少吃高热量、高脂肪、高胆固醇的食物，如甜食、鸡蛋黄、肥肉、动物内脏、鱿鱼等 ◎不要在睡前进食，也不要暴饮暴食
推荐营养素	维生素A、B族维生素、维生素C、卵磷脂、膳食纤维

胆结石

宜吃食物	**蔬菜类**：生姜、胡萝卜、南瓜、春笋、油菜、西红柿、菠菜、洋葱 **水果类**：哈密瓜、杧果、石榴、苹果、木瓜、葡萄柚 **肉类**：瘦猪肉、兔肉、鸡肉 **水产类**：鱼、虾 **五谷类**：玉米、燕麦
忌吃食物	**蔬菜类**：洋葱、萝卜 **肉类**：肥猪肉、羊肉、鸭肉、肥鹅肉 **饮品类**：碳酸饮料、咖啡、可可 **糕点类**：油酥点心、奶油蛋糕 **调味品类**：花椒、胡椒、咖喱粉、辣椒
饮食改善	◎胆结石患者平时宜少吃含高脂肪、高胆固醇的食物，以减少胆囊收缩素的释放 ◎宜多吃一些膳食纤维含量丰富的食物，以保持大便通畅 ◎常吃能抑制胆结石的食物 ◎多吃富含维生素A的黄绿色蔬菜 ◎烹调食物少用煎、炸，多采用煮、炖、清蒸的方式 ◎禁食脂肪含量多的高汤 ◎口味尽量清淡，调味料应有所节制。避免食用加工食品和高糖分的食物 ◎不要暴饮暴食 ◎饮食要均衡，控制热量的摄入
推荐营养素	维生素A、B族维生素、维生素D、卵磷脂、不饱和脂肪酸、膳食纤维

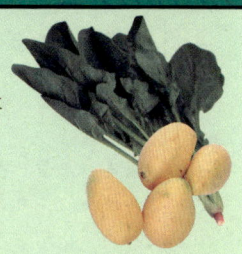

胆囊炎

宜吃食物	**蔬菜类**：白萝卜、胡萝卜、茄子、荸荠、青菜、冬瓜、丝瓜、西红柿 **水果类**：苹果、西瓜、梨、草莓、山楂、橘子 **菌类**：洋菇、香菇 **其他类**：玉米油、花生油、橄榄油、大豆油
忌吃食物	**肉类**：动物内脏、肥肉 **饮品类**：浓茶、咖啡 **糕点类**：巧克力、蛋糕、甜点 **调味品类**：芥末、花椒、咖喱、辣椒、葱
饮食改善	◎宜吃各种豆类及豆制品，它们含有丰富而且质量高的蛋白质及不饱和脂肪酸，有降低胆固醇的作用 ◎少食多餐，每天5~6餐 ◎最好选用蒸、煮、烩、炖、熬的方法，忌用油煎、炸的烹调方法 ◎宜吃富含蛋白质、糖类、膳食纤维、维生素A的新鲜瓜果和蔬菜 ◎忌吃高脂肪和高胆固醇食物 ◎每天要补充足够的水分 ◎远离烟和酒，忌食辛辣刺激性食物 ◎不宜过食螃蟹
推荐营养素	维生素A、B族维生素、维生素C、不饱和脂肪酸、卵磷脂

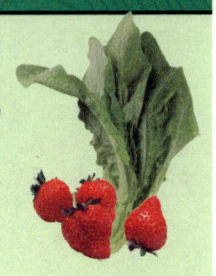

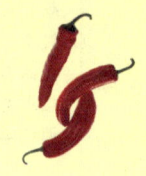

乙肝

宜吃食物	蔬菜类：芹菜、黄瓜、大白菜、圆白菜 水产类：鲤鱼、田螺、泥鳅 五谷类：赤小豆、薏米
忌吃食物	肉类：羊肉、公鸡肉 饮品类：咖啡、可乐、浓茶、酒
饮食改善	◎应该保证充足的维生素，吃一些富含维生素的食物 ◎乙肝患者不宜吃太多高糖和高热量食物 ◎在病情稳定期，除注意维生素的补充外，还要特别注意蛋白质的补充
推荐营养素	维生素A、B族维生素、维生素C、膳食纤维

肝硬化

宜吃食物	蔬菜类：藕、苦菜、白菜、萝卜、白扁豆 五谷类：小豆、小米、玉米、大麦、黑豆、绿豆、豌豆 其他类：豆腐、百合、白砂糖、冰糖
忌吃食物	水产类：沙丁鱼、青花鱼、秋刀鱼、金枪鱼 肉类：鸡排、猪排骨
饮食改善	◎饮食多样化，由于肝硬化患者的食欲和消化能力都较差，因此，饮食应尽可能多样化 ◎不能用动物油烹饪
推荐营养素	B族维生素、维生素C、锌、铁

第五章　泌尿系统疾病

尿毒症

宜吃食物	蔬菜类：萝卜、冬瓜、丝瓜、茄子、芹菜 五谷类：黄豆、黑豆、玉米
忌吃食物	水果类：阳桃、香瓜、哈密瓜、柳橙、香蕉、葡萄柚 蔬菜类：土豆、西红柿、南瓜
饮食改善	◎尿毒症患者在饮食方面尤其需要注意的是主食的多样化，有利于增进患者的食欲 ◎注意选择富含维生素的蔬菜和水果 ◎避免食用加工食品 ◎少尿、高血压、水肿的患者，应严格限制饮水 ◎避免高钾食物，如低钠盐、无盐酱油 ◎摄取足够的热量和蛋白质
推荐营养素	B族维生素、维生素C、膳食纤维、叶酸、铁、蛋白质

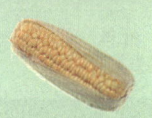

肾炎

宜吃食物	**蔬菜类**：油菜、洋葱、西红柿 **水果类**：苹果、草莓、葡萄、橙子、山楂
忌吃食物	**蔬菜类**：韭菜、茴香、芹菜、蒿子秆、水萝卜、菠菜、竹笋、苋菜等 **五谷类**：小麦、绿豆、赤小豆 **肉类**：动物内脏、肥肉 **干果类**：花生、核桃、杏仁 **饮品类**：酒、茶、咖啡、可可 **调味品类**：咖喱、芥末、胡椒
饮食改善	◎在急性肾炎初期，要严格限制蛋白质的摄入量，除了选用少量牛奶，一切蛋白质含量高的食品，如肉类、蛋类和豆制品，都要避免食用 ◎慢性肾炎应该坚持低蛋白饮食，要供给充分的维生素 ◎不要摄取太多磷含量丰富的食物 ◎禁食刺激性食品。这样的食物对肾脏的实质细胞均有不同程度的刺激作用 ◎烹饪食物时要减少盐的用量
推荐营养素	维生素A、维生素C、叶酸、卵磷脂、钙

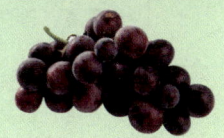

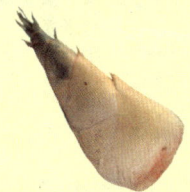

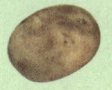

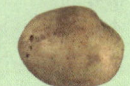

肾结石

宜吃食物	**蔬菜类**：圆白菜、丝瓜、苦瓜、西红柿、土豆、空心菜、西蓝花 **水产类**：海蜇、海参 **五谷类**：小麦、糙米 **菌类**：黑木耳
忌吃食物	**蔬菜类**：菠菜、芹菜、青椒、茄子 **水果类**：葡萄、草莓、柑橘、李子 **干果类**：花生、腰果、杏仁 **饮品类**：浓茶、可可
饮食改善	◎饮食要少糖。摄取较高糖分会增加患肾结石的风险，而且高糖食品的摄入会使年轻女性患肾结石的概率增加 ◎多吃黑木耳。黑木耳有化石和排石作用，能对各种结石产生强烈的化学反应，使结石剥脱分化溶解，最后排出体外 ◎避免过量食用动物性蛋白质，以免使尿酸浓度上升，造成尿酸结石 ◎采取少盐的饮食方式，以免引起尿中磷酸钙浓度上升 ◎避免高蛋白饮食 ◎宜先选择低草酸的食物 ◎每天应该摄入足够的水分
推荐营养素	维生素A、维生素C、叶酸、卵磷脂、钙

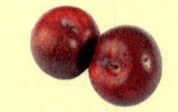

尿道感染

宜吃食物	蔬果类：冬瓜、西瓜、豆芽菜 五谷类：赤小豆、小麦、高粱 其他类：蜂蜜、鸡肉、牛奶
忌吃食物	水产类：鳜鱼、黄鱼、带鱼、黑鱼、虾、蟹 其他类：动物油、肥肉、奶油
饮食改善	◎宜多食新鲜蔬菜和水果,以保持大便通畅;宜多饮水;防止合并尿道感染 ◎忌烟酒,吸烟会使本病加重
推荐营养素	维生素A、B族维生素、生物类黄酮

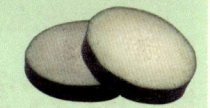

膀胱结石

宜吃食物	蔬菜类：黄瓜、豆角、绿豆芽
忌吃食物	蔬菜类：甜菜、芹菜、香菜、菠菜、青椒、油菜 水果类：葡萄、草莓、苹果、葡萄、橙子、柑橘 水产类：海带、海虾、蛤、蟹
饮食改善	◎膀胱结石患者饮食中宜清淡、低蛋白质、低脂肪为主 ◎多样化饮食 ◎饮食总的原则是限制肉类食物的摄取,应该多食用富含膳食纤维的粗粮,限制钠盐的摄入
推荐营养素	膳食纤维、维生素B_6

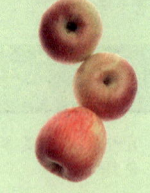

第六章　甲状腺疾病

甲状腺功能亢进症

宜吃食物	蔬菜类：黄瓜、西红柿、茄子、菜花 水果类：橘子、香蕉、苹果 五谷类：糙米、小米 肉类：猪肉、猪肝 水产类：鲫鱼、鲤鱼 其他类：蜂蜜
忌吃食物	水产类：海带、紫菜、海鱼、海虾 饮品类：酒类、咖啡、茶
饮食改善	◎须供给高热能、高蛋白质、高糖、高维生素饮食，以补偿其消耗，改善营养状态 ◎适当增加矿物质供给，尤其是钾、钙及磷等 ◎适当多食动物内脏、新鲜蔬菜 ◎饮食中还应限制碘的摄入量，少吃含碘量高的食物 ◎避免刺激性食物
推荐营养素	B族维生素、维生素C、钾、钙、磷

甲状腺功能减退症

宜吃食物	**蔬菜类**：西红柿、菠菜、南瓜 **水果类**：桃、香蕉、木瓜 **五谷类**：玉米、豌豆、绿豆 **肉类**：鸡肉、瘦猪肉
忌吃食物	**蔬菜类**：圆白菜、白菜、油菜、芥菜、菠菜 **肉类**：肥肉、动物内脏 **其他类**：黄豆、蛋黄
饮食改善	◎供给足够的蛋白质。一旦出现蛋白质降低，即应补充必要的氨基酸，供给足量蛋白质，以改善病情 ◎最好不要吃含致病因素的食物，如圆白菜等 ◎补充碘盐，除了从碘盐中摄取，还可从碘酱油和加碘面包及含碘丰富的海带、紫菜中摄取 ◎限制脂肪摄入。脂肪是体内供给热量和帮助脂溶性维生素吸收的物质。应限制脂肪的摄入量以降低血浆胆固醇的浓度 ◎控制热量的摄入，保持正常的体重，避免体重增加 ◎尽量避免油炸、油煎的食品
推荐营养素	维生素A、维生素C、维生素B_{12}、叶酸、蛋白质

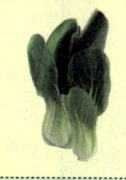

甲状腺肿瘤

宜吃食物	**蔬菜类**：菜花、圆白菜、西蓝花、芦笋、荠菜、荸荠、苋菜、西红柿 **水果类**：草莓、苹果、梨、柿子、西瓜 **水产类**：鲍鱼、墨鱼、海带、甲鱼、海蜇、紫菜、海参 **五谷类**：薏米、赤小豆
忌吃食物	**肉类**：公鸡肉、鹅肉、猪头肉、牛羊肉 **水产类**：鲤鱼、虾、蟹 **调味品类**：葱、姜、蒜、辣椒
饮食改善	◎保证碘的摄入量 ◎多食用一些增强免疫的食物 ◎宜多食消肿散结的食物 ◎选择矿物质及微量元素含量高的食物 ◎患者食谱不能简单和单一，应该是品种多、花样新、结构合理。在制作食谱时，要尽可能做到：清淡和高营养、优质量相结合，质软易消化和富含维生素相结合，新鲜和食物寒热温平味相结合，供应总量和患者脏腑寒热虚实证相结合 ◎要摄取足够的热量 ◎每天要限制饮食中蛋白质的摄取量
推荐营养素	维生素A、维生素C、酵母、铁、硒

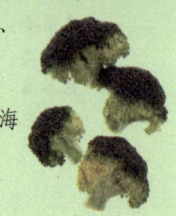

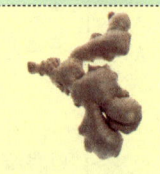

第七章　骨关节疾病

骨刺、肌腱炎

宜吃食物	**蔬菜类**：西蓝花、胡萝卜、豆芽菜、芹菜、南瓜、西红柿、青椒 **肉类**：动物肝脏、瘦猪肉、牛肉 **菌类**：蘑菇、黑木耳 **五谷类**：糙米、黄豆
忌吃食物	**饮品类**：汽水 **其他类**：罐头类食品
饮食改善	◎骨刺患者要多吃富含B族维生素及硒、铁等微量元素的食物 ◎患者营养要均衡，可以多摄取一些抗氧化的食物。多吃这样的食物可以保护细胞免遭破坏 ◎碳酸饮料和一些腌制的食物可以少吃一些
推荐营养素	维生素A、B族维生素、胡萝卜素、硒、铁

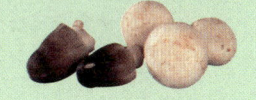

骨质疏松症

宜吃食物	**蔬菜类**：菠菜、油菜、圆白菜、萝卜、大白菜 **水产类**：虾、银鱼、河蟹、河蚌、海蜇、海参、淡菜、干贝、海带、紫菜 **菌类**：香菇、黑木耳 **其他类**：黄豆、豆浆、豆腐
忌吃食物	**饮品类**：汽水、咖啡、浓茶 **肉类**：火腿、烤肉
饮食改善	◎饮食要均衡，避免营养素摄取单一 ◎适当补充维生素D。维生素D能促进钙的吸收和利用，可预防骨质疏松症 ◎注意补充蛋白质。蛋白质是组成骨基质的原料，增加钙的吸收和储存，可预防骨质疏松 ◎烹调方法很重要。如菠菜等蔬菜含有草酸，会影响钙的吸收，可先用沸水汆烫再烹调 ◎限制饮酒。过量饮酒会影响钙的吸收，饮酒量应适度 ◎多吃含钙的食物。如鱼类、牛奶、鸡蛋、豆制品、虾、干贝及蔬菜等 ◎最好把烟戒掉
推荐营养素	维生素A、维生素D、蛋白质、B族维生素、脂肪酸、钙、镁等

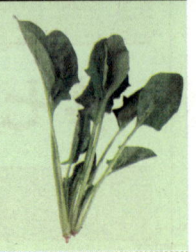

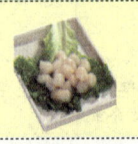

第八章　风湿免疫系统疾病

类风湿性关节炎

宜吃食物	**蔬菜类**：洋葱、胡萝卜、西红柿、青椒 **水果类**：香蕉、草莓、柠檬、葡萄、桃
忌吃食物	**肉类**：鸡肉、鸭肉 **水产类**：海带、海参、海鱼、海虾 **其他类**：牛奶、肥肉、花生、白酒、白糖
饮食改善	◎要多食用含ω-3脂肪酸的食物。ω-3脂肪酸已经被证明具有减轻类风湿性关节炎肿痛的作用。所以患者每天最少要食用150克富含ω-3脂肪酸的鱼类 ◎饮食上要控制高脂肪食物。脂肪在体内氧化的过程中，会产生一种叫作酮体的化学物质，过多的酮体对关节有较强的刺激作用，会加重病情
推荐营养素	维生素A、B族维生素、生物类黄酮、钙、铁

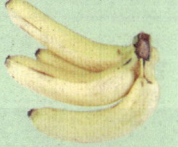

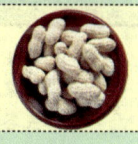

痛风性关节炎

宜吃食物	蔬菜类：韭菜、芹菜、圆白菜、茄子、萝卜、小白菜和西红柿等 水果类：橘子、柠檬、葡萄、橙子、苹果等 其他类：果酱、酱油、油脂类、糖
忌吃食物	水产类：鱼类、贝类、虾类、紫菜、海参 肉类：肝、心和肠等动物内脏 其他类：黄豆、扁豆
饮食改善	◎保持理想体重，超重或肥胖就应该减轻体重 ◎糖类可促进尿酸排出，患者可食用富含糖类的米饭、馒头、面食等
推荐营养素	维生素C、维生素E

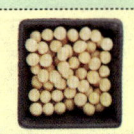

强直性脊柱炎

宜吃食物	蔬菜类：苋菜、苦瓜、菠菜、青椒、芹菜、洋葱 水果类：草莓、苹果、木瓜、葡萄、柑橘 五谷类：大豆、黑豆、黄豆、小麦
忌吃食物	调味品类：辣椒 饮品类：咖啡、酒类
饮食改善	◎多吃辛热食品，这类食品能促进肌肉、骨骼、关节、肌腱的代谢 ◎要均衡地摄取各种营养素，不要暴饮暴食
推荐营养素	B族维生素、维生素C

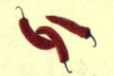

第九章　神经系统疾病

失眠

宜吃食物	**蔬果类**：萝卜、苦瓜、丝瓜、西瓜 **五谷类**：小麦 **肉类**：猪心、猪肝、牛肝 **其他类**：鸡蛋黄、羊奶、蜂蜜
忌吃食物	**饮品类**：浓茶、咖啡 **调味品类**：胡椒、葱、蒜、辣椒
饮食改善	◎睡前宜喝温牛奶。牛奶含有色氨酸，这是一种有助于睡眠的氨基酸 ◎上床前半小时宜吃一些淀粉类食物如土豆、一片面包或苹果，可以促使大脑正常分泌镇静性的物质 ◎晚餐不可过饱，睡前不宜大量饮水 ◎心肾不交的失眠者宜多吃清淡补肾的食材 ◎心脾两虚的失眠者宜多吃一些滋补的食物
推荐营养素	维生素A、B族维生素、锌

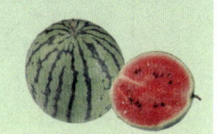

中风

宜吃食物	**蔬菜类**：胡萝卜、菠菜、南瓜、冬瓜、油菜 **五谷类**：小麦、黄豆、赤小豆、绿豆 **水产类**：海带、紫菜、虾米
忌吃食物	**蔬菜类**：韭菜 **肉类**：香肠、肥肉、动物内脏 **调味品类**：辣酱、芥末、辣椒、葱、大蒜
饮食改善	◎多喝水，早晨和晚上睡觉前空腹饮水最重要。因为经过一夜的排尿、出汗、呼吸等水分消耗，早晨血液最为黏稠，急需饮水稀释血液，预防血栓形成 ◎膳食应富含维生素、矿物质 ◎少吃油腻食物，禁忌烟酒，膳食总体上要低盐、低脂、低胆固醇 ◎处理食物时要多采用清蒸、水煮、凉拌的方式，控制油脂的摄取量 ◎要严格控制盐的摄取量，也不能多吃加工食品 ◎最好吃一些流质的食物，避免那些干硬、难咽的食物 ◎不吃煎炸食品，食用油不宜反复煎炸后再用 ◎要减少动物蛋白质的摄取量，可食用含植物蛋白质丰富的豆类制品
推荐营养素	维生素C、维生素A、钾、镁、B族维生素

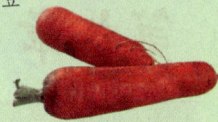

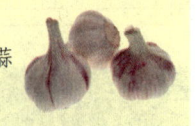

偏头痛

宜吃食物	**水果类**：石榴、柠檬、苹果、梨、葡萄柚、火龙果 **蔬菜类**：芥菜、豆芽菜、大蒜 **五谷类**：玉米、糙米、燕麦 **干果类**：南瓜子、葵花籽、花生 **其他类**：蜂蜜
忌吃食物	**肉类**：腊肉、香肠、腌牛肉 **豆类**：蚕豆、毛豆 **饮品类**：咖啡、浓茶、红酒、啤酒
饮食改善	◎食物宜清淡易消化，多吃水果和新鲜的蔬菜 ◎饮食上要少吃辛辣上火的食物，多饮水，避免因内热过盛而致头痛 ◎注意科学饮食，以低脂、少盐为基本原则 ◎饮食中要尽量忌食巧克力、咖啡和可可等食品，因为这些食品含有能够使血管收缩的物质，随着血管的扩张会引起头部疼痛感 ◎对于经常性头痛的人来说，是由人体内缺乏镁所致。因此，要多食含镁元素丰富的食物 ◎不要过量饮酒 ◎吃饭要定时定量，避免因低血糖引起头痛
推荐营养素	B族维生素、不饱和脂肪酸、镁、维生素C

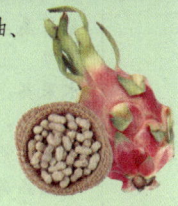

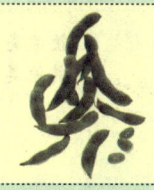

神经衰弱

宜吃食物	**蔬菜类**：苋菜、南瓜、青豆、西红柿、圆白菜、胡萝卜、香菜、土豆 **水果类**：草莓、石榴、杧果、柚子、西瓜、葡萄、樱桃 **五谷类**：玉米、黄豆 **肉类**：猪肉、牛肉、鸡肉、羊肉 **豆制品类**：豆腐、豆浆、豆干
忌吃食物	**饮品类**：浓茶、烈性白酒、咖啡 **其他类**：肉桂、辣椒、槟榔
饮食改善	◎饮食需清淡，宜食富含多种营养的食品 ◎不宜傍晚喝浓茶、咖啡或含咖啡因饮料 ◎忌食辛辣等刺激性食品 ◎不可多吃油腻、煎炸之物 ◎不宜食过热、过寒食品 ◎不应过饥、过饱，也不可暴饮暴食 ◎禁烟酒 ◎营养摄取要均衡，人体必需的营养素缺一不可 ◎多吃天然食材，少吃罐头类加工食品 ◎处理食物时最好采用清淡的方式，如清蒸等
推荐营养素	B族维生素、钙、磷、镁

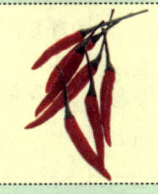

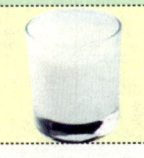

三叉神经痛

宜吃食物	**蔬菜类**：西蓝花、圆白菜、西红柿、洋葱、大蒜、土豆 **水果类**：葡萄、荔枝、苹果 **肉类**：瘦猪肉、动物肝脏 **五谷类**：黄豆、小麦、赤小豆、绿豆 **豆制品类**：豆腐、豆浆、豆干
忌吃食物	**干果类**：花生、瓜子、核桃 **饮品类**：咖啡、酒、冰激凌
饮食改善	◎多吃糖类含量高的食物。三叉神经痛的患者需要高糖类饮食来供给能量及保护神经功能 ◎适量供给脂肪。脂肪是组成人体组织细胞的一个重要组成成分，特别是磷脂和固醇等，磷脂对动物生长发育很重要，并且也能增加脑的免疫能力。可多食用植物脂肪，以避免胆固醇升高 ◎多吃富含维生素B_1和维生素C的食物。维生素B_1是脱羧辅酶的主要成分，在糖类的代谢过程中占有重要地位，所以也要有所补充 ◎远离辛辣及刺激性的食物 ◎处理食物时最好采取清蒸、水煮等方式 ◎饮食要均衡，可采用少食多餐的进食方式 ◎不能吃过于坚硬的东西
推荐营养素	维生素B_1、维生素C、糖类

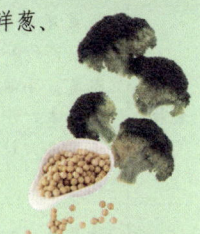

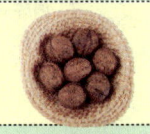

坐骨神经痛

宜吃食物	**蔬菜类**：西蓝花、圆白菜、胡萝卜、洋葱、西红柿 **肉类**：牛瘦肉、瘦猪肉 **五谷类**：小麦、黄豆、赤小豆、绿豆 **干果类**：核桃、杏仁、栗子 **其他类**：牛奶、酵母
忌吃食物	**饮品类**：咖啡、酒类 **调味品类**：辣椒 **其他类**：冰激凌、巧克力
饮食改善	◎多食用含维生素和膳食纤维的食品。尤其是B族维生素，它是神经代谢非常重要的物质，维生素C、维生素D等也是机体不可缺少的营养物质。有些脂溶性维生素易缺乏，可以适当吃些粗米、粗面、胡萝卜、新鲜蔬菜和水果来补充 ◎可以适当吃些坚果，如核桃、白果、松子等，它们含丰富的神经代谢营养物质 ◎适当控制饮食的量，合理搭配杂粮，严禁暴饮暴食 ◎少饮酒。因为饮酒过多，会对肝脏损害较重，降低机体免疫力，不利于疾病恢复 ◎不能吃生冷、过冷或过酸的食物 ◎刺激性的食物要少吃
推荐营养素	B族维生素、维生素C、膳食纤维、维生素D

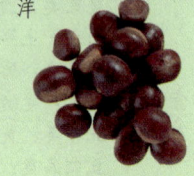

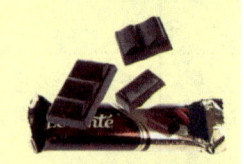

帕金森病

宜吃食物	**蔬菜类**：胡萝卜、韭菜、西红柿、菠菜 **水果类**：西瓜、梨、菠萝、葡萄、苹果、草莓、樱桃、杧果、桑葚 **五谷类**：大米、小麦、黄豆 **其他类**：牛奶、乳酪
忌吃食物	**肉类**：牛肉、动物肝脏 **调味品类**：辣椒、芥末、咖喱
饮食改善	◎食物要多样。一天的饮食中食物应多种多样，多样化食物能满足身体对各种营养的需要 ◎多吃谷类和蔬菜瓜果 ◎各类食物都要均衡摄取，如米、面、杂粮等。这样能从谷类中得到糖类、蛋白质、膳食纤维和B族维生素等营养，并能获取身体所需的能量 ◎经常适量吃奶类和豆类。奶类含丰富的钙质。钙是骨骼构成的重要元素，因此对于容易发生骨质疏松和骨折的老年帕金森病患者来说，每天喝一杯牛奶或酸奶是补充身体钙质的极好方法 ◎每天要补充充足的水分 ◎吃肉的时候最好选择瘦肉部位 ◎动物内脏和动物油要尽量避免
推荐营养素	维生素A、B族维生素、维生素C、膳食纤维、蛋白质、钙、糖类

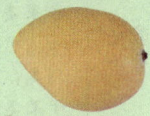

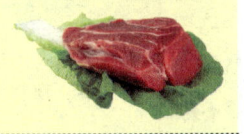

阿尔兹海默病

宜吃食物	**蔬菜类**：西红柿、冬瓜、南瓜、西蓝花、菠菜、韭菜、芹菜、土豆 **水果类**：梨、枇杷、菠萝、草莓、柿子、杧果、西瓜 **肉类**：猪肉、牛肉 **干果类**：花生、核桃
忌吃食物	**肉类**：肥肉、动物内脏 **其他类**：动物油、螃蟹
饮食改善	◎患者饮食要以均衡为主要原则，要均衡摄入营养素 ◎供给充足的必需脂肪酸。膳食中提供充足的必需脂肪酸是极为重要的，它是大脑维持正常功能不可缺少的营养物质，如核桃、鱼油、月见草油的必需脂肪酸含量较多，在膳食中可适量增加 ◎注意给予低糖饮食。因为过多地食用糖，特别是精制糖摄入过多，容易出现神经过敏或神经衰弱等障碍 ◎膳食中应注意补充含维生素E、维生素C和胡萝卜素丰富的食品，如麦胚油、棉籽油、玉米油、花生油、香油等 ◎烹调菜肴时，不要放过多的味精 ◎要摄入足够的热量和蛋白质
推荐营养素	维生素E、维生素C、胡萝卜素、卵磷脂、维生素B_2、叶酸

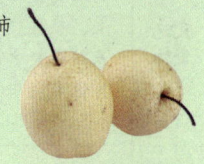

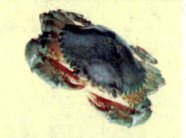

第十章　代谢系统疾病

贫血

宜吃食物	**蔬菜类**：红萝卜、西红柿、黄瓜、苦瓜、青椒、生菜、青笋、芹菜 **水果类**：酸枣、杏、橘子、樱桃 **干果类**：花生、核桃 **肉类**：鸡肝、猪肝、牛羊肾脏、瘦猪肉
忌吃食物	**饮品类**：浓茶、咖啡、汽水
饮食改善	◎在平衡膳食基础上，要多摄取富含蛋白质、高膳食维生素、高铁的食物。可适量多食瘦肉、肝脏、肾脏、动物血、蛋类、蔬菜、水果等 ◎注意饮食方式。食物应烹调精细、软烂、易消化，宜少食多餐 ◎少吃加工食品 ◎根据不同贫血类型选择有益于康复的食品
推荐营养素	B族维生素、维生素C、蛋白质、铁、钠、钙

糖尿病

宜吃食物	**蔬菜类**：蒜苗、胡萝卜 **水果类**：猕猴桃、柑橘、柠檬 **五谷类**：小米、糙米及豆类 **肉类**：牛肉、鸡肉 **水产类**：牡蛎、鱼、贝、海虾
忌吃食物	**糕点类**：饼干、蛋糕 **饮品类**：汽水、果汁 **糖类**：白糖、红糖、冰糖、奶糖、水果糖、葡萄糖、麦芽糖、蜂蜜 **其他类**：巧克力、蜜饯、水果罐头、冰激凌
饮食改善	◎饮食要注意"二少一低一高"原则。饮食宜清淡，以少糖、少脂肪、低热量、高蛋白饮食为主，避免食用肥腻厚味之品，若食用过多，会引起脾胃功能下降所致的糖尿病 ◎戒烟禁酒。香烟里含的尼古丁和酒里含的乙醇会使血糖升高、尿糖加重 ◎糖尿病患者可多吃豆制品 ◎供给充足的维生素、无机盐和微量元素。多吃含铜、镁等微量元素的食品 ◎提倡多食新鲜蔬菜和水果，食用豆制品，食用液体植物油 ◎饮食烹调要以凉拌为主，减少钠含量高的食物的摄取 ◎高胆固醇的食物要尽量避免
推荐营养素	B族维生素、叶酸、镁、铬、蛋白质

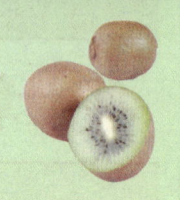

痛风

宜吃食物	**蔬菜类**：洋葱、苋菜、白菜、苦瓜、韭菜、芹菜、黄瓜、冬瓜、丝瓜 **水果类**：苹果、桃、葡萄、柿子、柠檬、香蕉、木瓜 **其他类**：鸡肉、牛奶 **五谷类**：薏米、小麦
忌吃食物	**水产类**：沙丁鱼、鲤鱼、草鱼、龙虾、草虾 **其他类**：动物内脏、味精、酒
饮食改善	◎烹调食物时用油要适量，最好用植物油代替动物油 ◎饮食应以低热量、清淡食物为主 ◎多食碱性和低嘌呤食物 ◎保持理想体重，超重或肥胖就应该减轻体重。不过，减轻体重应循序渐进，否则容易导致酮症或痛风急性发作 ◎糖类可促进尿酸排出，患者可食用富含糖类的米饭、馒头、面食等。 ◎蛋白质可根据体重，按照比例来摄取，以牛奶、鸡蛋为主。如果是瘦肉、鸡鸭肉等，应该煮沸后去汤食用，避免吃炖肉或卤肉 ◎少吃脂肪，因脂肪可减少尿酸排出 ◎食物的处理要清淡些，最好以清蒸、水煮为主 ◎不要吃油炸食品
推荐营养素	维生素E、生物类黄酮、硒

肥胖

宜吃食物	**蔬菜类**：菠菜、圆白菜、西蓝花、韭菜、白萝卜、胡萝卜、豆芽菜、芦笋、牛蒡、西红柿、青椒、芹菜 **水果类**：橙柑、柠檬、菠萝、草莓、桑葚、柚子、苹果、梨、西瓜 **肉类**：鸡肉、鱼肉、猪肉、牛肉（以瘦肉为主） **五谷类**：黄豆、黑豆、燕麦、糙米
忌吃食物	**糕点类**：各种甜食 **干果类**：花生米、瓜子仁 **其他类**：糖果、巧克力、咖啡、奶油、赤砂糖、动物油
饮食改善	◎饮食要科学、合理。每个人要根据自己的工作性质安排自己的饮食 ◎要少吃热量、脂肪含量高的食品，多吃热量低的蔬菜、水果。为了防止营养缺乏，可适量吃些含蛋白质多的食物，如鱼、鸡蛋、脱脂牛奶等。这样，既补充了人体营养物质，又防止了脂肪剩余过多导致肥胖的情况发生 ◎还应注意烹调方法，以蒸、煮、炖、拌、汆、卤等方法为主，避免油煎、油炸和爆炒等方法，因为煎炸食物含脂肪较多，不利于饮食治疗 ◎一日三餐要定时定量，不能偏废任何一餐
推荐营养素	维生素C、维生素E、膳食纤维、果胶、消化酶、钾

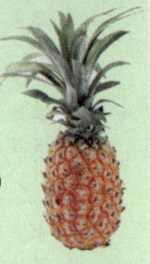

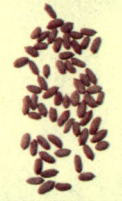

第十一章　男科疾病

阳痿

宜吃食物	**蔬菜类**：韭菜、小白菜、菠菜、大蒜、西蓝花 **肉类**：鸡肉、羊肾 **水产类**：鳝鱼、墨鱼、章鱼、海虾、海参 **五谷类**：小麦、黑豆
忌吃食物	**肉类**：肥肉 **饮品类**：咖啡、汽水、浓茶等
饮食改善	◎饮食以软食为主，适当地进食滋养性食物 ◎宜多吃动物内脏 ◎宜常吃含精氨酸较多的食物 ◎不要酗酒 ◎禁食肥腻、过甜、过咸的食物
推荐营养素	B族维生素、胡萝卜素、锌、钙、镁

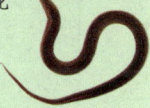

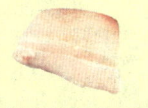

前列腺增生/前列腺炎/前列腺癌

宜吃食物	蔬菜类：西蓝花、菠菜、胡萝卜、青椒 水果类：梨、苹果、西瓜、荸荠、柚子 肉类：鸡肉、猪肉、鸭肉、兔肉 五谷类：小麦、糙米 干果类：花生、核桃
忌吃食物	调味品类：胡椒、茴香、蒜、葱、辣椒
饮食改善	◎应尽量不饮酒，少吃辣椒、生姜等辛辣刺激性强的食品，以避免使前列腺及膀胱颈反复充血，加重局部胀痛的感觉 ◎大便秘结可能加重前列腺坠胀的症状，所以平时宜多进食蔬菜水果，增加膳食纤维的摄入 ◎多饮水，促使多排尿，以利于前列腺分泌物的排泄，减少刺激症状 ◎不能饮酒，酒是一种有血管扩张作用的饮品，酒精可以引起内脏器官充血，前列腺当然也不例外。由于一些青壮年人有长期饮酒甚至酗酒的习惯，患慢性前列腺炎就不容易治愈，即使治愈也非常容易复发，因此前列腺炎患者要禁酒 ◎多食用一些抗氧化的食物，如西红柿、葡萄等
推荐营养素	维生素A、维生素C、维生素D、锌、硒、膳食纤维

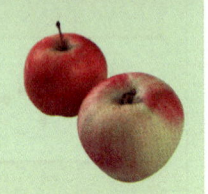

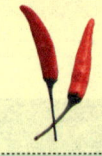

性功能障碍

宜吃食物	**蔬菜类**：韭菜、西蓝花、菠菜、青椒、大蒜、西红柿 **水果类**：苹果、石榴、草莓 **肉类**：鸡肉、鸭肉、牛肉 **中药类**：人参、灵芝、枸杞子
忌吃食物	**肉类**：肥肉、动物内脏 **菌类**：黑木耳
饮食改善	◎要均衡营养，人体必需的营养素都要摄取 ◎多食优质蛋白质。优质蛋白质主要是指各种动物性食物，如各种肉类和蛋类，可提供人产生精子所需要的各种氨基酸。一些动物性食品本身就含有一些性激素，有利于提高性欲及精液、精子的生成 ◎适当摄入脂肪 ◎补充维生素和微量元素 ◎维生素A和维生素E是与维持性功能并延缓衰老有关的维生素。它们在促进睾丸发育、增加精子的生成并提高其活力等方面具有决定性作用。维生素C对性功能的恢复也有积极作用，其富含于多种果蔬中 ◎核桃、虾具有扶阳补肾固精之功效，性功能障碍患者不妨多食用这类食物
推荐营养素	维生素A、维生素E、维生素C、锌

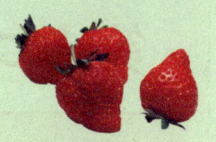

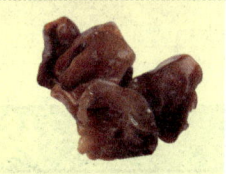

第十二章　妇科疾病

经前期综合征

宜吃食物	**蔬菜类**：菠菜、芹菜、韭菜、西蓝花、苋菜 **水果类**：香蕉、苹果、草莓、葡萄、石榴 **五谷类**：黄豆、小麦
忌吃食物	**肉类**：火腿肉 **饮品类**：咖啡、可乐、浓茶、酒类
饮食改善	◎症状开始前三天要少饮含咖啡的饮料，以减少和避免此症的发生 ◎经前期综合征者的膳食中钙、磷比值常高于正常，应注意少饮奶和少食含钙高的食物 ◎膳食中应减少精制糖的摄入，适当增加含镁丰富的食物 ◎日常饮食还应注意补充维生素E，并可增加镁的摄入，这样可取得较好的防治效果
推荐营养素	B族维生素、维生素E、钙、镁

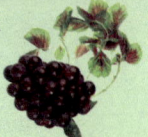

月经不调/痛经

宜吃食物	**蔬菜类：**芹菜、荠菜、菠菜、香葱、香菜、空心菜、生姜、胡萝卜 **水果类：**荔枝、橘子、香蕉、苹果等 **肉类：**羊肉、乌骨鸡、瘦猪肉、猪肝、猪血、牛肝、鹿血 **水产类：**鳝鱼、鳖肉、海参 **其他类：**红糖、姜、小茴香、花椒、胡椒等
忌吃食物	**蔬菜类：**韭菜、洋葱 **水果类：**梨、柿子、西瓜、柚、橙、石榴、青梅、杨梅、草莓、阳桃、樱桃、酸枣、杧果、杏、李子、柠檬 **水产类：**螃蟹、田螺、蚌肉、蛏子
饮食改善	◎合理营养，补充维生素E类食品。合理营养的饮食要求，主要是指食物中应该含有机体所需要的一切营养素，包括蛋白质、脂肪、糖类、维生素、无机盐、水和膳食纤维七大营养素 ◎根据痛经不同表现的辨证需要，分别进食温通、顺气、化瘀、补虚的食品 ◎可适当喝酒。酒类有温阳通脉、行气散寒的功效，适当喝些米酒、曲酒或酒酿等，可起散瘀缓痛的作用，对防治痛经有利
推荐营养素	B族维生素、维生素E、铁、钙、钾、蛋白质

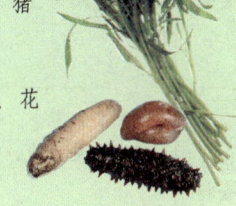

流产

宜吃食物	蔬菜类：油菜、芹菜、豆芽菜、韭菜、西蓝花、菠菜 水果类：葡萄、苹果、樱桃 五谷类：小麦、黄豆 肉类：鸡肉、瘦猪肉、动物肝脏
忌吃食物	蔬菜类：萝卜、苦瓜 调味品类：醋、胡椒粉、辣椒、姜
饮食改善	◎人工流产后半个月之内，可多吃些蛋白质含量高的食物 ◎人工流产手术后，由于身体较虚弱，常易出汗。因此补充水分应少量多次，减少水分蒸发量；汗液中排出水溶性维生素较多，尤其是维生素C、维生素B₁、维生素B₂，因此，应多吃新鲜蔬菜、水果 ◎在正常饮食的基础上，适当限制脂肪 ◎行经紊乱者，忌食刺激性食品，这类食品均能刺激性器官充血，增加月经量，也忌食寒性食物 ◎要适时地补充铁 ◎不能吃油腻、生冷的食物
推荐营养素	维生素A、维生素C、维生素B₁、蛋白质、维生素B₂、膳食纤维、铁

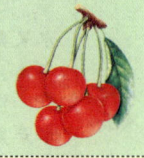

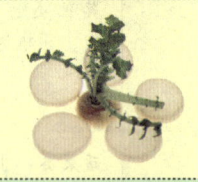

阴道炎

宜吃食物	**蔬菜类**：南瓜、芥菜、菠菜、西蓝花、冬瓜、西红柿 **水果类**：香蕉、草莓、葡萄、木瓜、西瓜 **五谷类**：小豆、小麦、高粱 **肉类**：鸡肉、瘦猪肉 **其他类**：蜂蜜、豆腐、牛奶
忌吃食物	**蔬菜类**：土豆、山药 **水产类**：虾、蟹、贝 **其他类**：辣椒、咖啡、酒精
饮食改善	◎可以多喝酸奶。酸奶中的嗜酸菌能帮助恢复阴道里的细菌平衡，但不是每一种酸奶都含有活性益生菌，所以要看清说明 ◎多吃胡萝卜和其他含有胡萝卜素的食物，以提高免疫系统抵抗真菌侵入的能力 ◎少吃甜的东西。当你吃太多的甜食时，真菌就会得到养分，所以如果你容易患酵母菌感染，就不要吃糖类食物 ◎均衡摄取各种营养，多吃富含维生素C的水果，多喝水 ◎少吃辛辣刺激的食物 ◎也要限制甜食与油炸食物的摄入量
推荐营养素	维生素C、维生素E、胡萝卜素

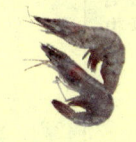

子宫内膜异位症

宜吃食物	**蔬菜类**：油菜、西蓝花、白菜、芹菜 **水果类**：苹果、草莓、桃、梨、柠檬 **肉类**：鸡肉、猪肉 **五谷类**：黄豆、小麦
忌吃食物	**水产类**：田螺、蛤蚌、蟹、鳖 **其他类**：辣椒、胡椒、咖啡
饮食改善	◎行经前后，可以进食一些热的汤、菜，生冷食物均属禁忌 ◎多食用补虚益气的食品。可以助气行血，能缓解疼痛，气血虚少者尤为适宜 ◎肥厚油腻、易于滞瘀的食品还是少食为好，清淡疏利之品较为适宜 ◎酸涩收敛之品，易导致瘀气滞血，应予避免。辛温发散，利于行通，所以辛辣之品可以吃但不宜过多，因为辛辣食物太过刺激，疼痛也会加重 ◎多喝水，多吃新鲜蔬菜 ◎蛋白质的摄取最好以肉、鱼类为主，尽量减少对牛肉的摄取 ◎远离刺激性食物
推荐营养素	B族维生素、维生素C、脂肪酸

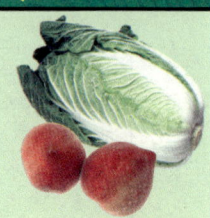

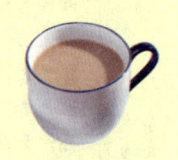

更年期综合征

宜吃食物

蔬菜类：洋葱、胡萝卜、蕹菜、菠菜、芥菜、韭菜
水果类：苹果、葡萄、石榴、柿子、香蕉
五谷类：小麦、黄豆、绿豆、黑豆、芝麻
干果类：瓜子、核桃、杏仁、栗子

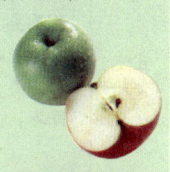

忌吃食物

饮品类：咖啡、浓茶
调味品类：辣椒、胡椒

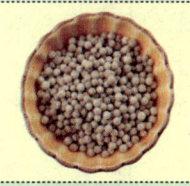

饮食改善

◎饮食宜多样化，注意膳食纤维和水分的摄取。饮食要清淡自然，以新鲜食物为主，少吃腌制或加工食物
◎不可忽略钙和镁的摄取。更年期女性要预防骨质疏松，一定要多吃钙质含量高的食物。此外，镁也是重要营养素，它可以维持心脏、肌肉、神经的正常功能，所以更年期女性还应多吃坚果类、全谷类等含镁较多的食物
◎美容、养颜营养素不可少。维生素A、维生素C、维生素E在体内发挥着抗氧化剂的作用，能与自由基结合，具有保护细胞的功能，是非常重要的营养素。所以也要多食用富含此类营养素的食物
◎烹调食物时尽量减少动物性油脂的使用

推荐营养素

膳食纤维、维生素A、维生素C、维生素E、钙、镁

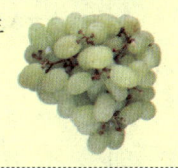

白带增多

宜吃食物	**蔬菜类**：西红柿、胡萝卜、莲藕、菠菜 **水果类**：香蕉、草莓、杧果、葡萄、荔枝、柠檬 **肉类**：鸡肉、瘦猪肉 **五谷类**：大米、小麦、黄豆、黑豆 **菌类**：黑木耳、银耳、金针菇
忌吃食物	**肉类**：肥肉 **饮品类**：汽水、咖啡 **糕点类**：糖果、蛋糕 **调味品类**：芥末、咖喱、花椒
饮食改善	◎白带增多患者的饮食应该含有丰富的蛋白质、低脂肪的食物，此外，还要补充丰富的维生素C和B族维生素 ◎不能过多食用过甜的食物，也不能食用刺激性的食物 ◎要在平时多吃一些含维生素E、维生素C的食物，增强体质，如鱼、肉、豆谷、水果、蔬菜等 ◎宜以炖、煮、蒸等烹调方式料理食材 ◎宜多补充益生菌，如乳酸菌 ◎可以多吃一些锌含量比较高的食物 ◎要严格控制刺激性食物的摄入量 ◎较生冷的食物也要尽量少吃
推荐营养素	维生素A、维生素C、B族维生素、硒、锌、蛋白质

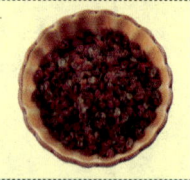

盆腔炎

宜吃食物	**蔬菜类**：小白菜、西蓝花、菠菜、芥菜、芹菜、黄瓜 **水果类**：苹果、草莓、桃、哈密瓜、柿子、柚子、葡萄、西瓜 **肉类**：鸡肉、瘦猪肉 **蛋奶类**：牛奶、鸡蛋
忌吃食物	**水果类**：龙眼、荔枝、菠萝、橘子 **肉类**：羊肉、小公鸡、鸭肉、鹅肉 **其他类**：辣椒、烟、酒等食物
饮食改善	◎盆腔炎患者要注意饮食调护，要加强营养。发热期间宜食清淡易消化食品，高热伤津的患者可饮用梨汁或苹果汁、西瓜汁等，但不可冰镇后饮用 ◎白带色黄、量多、质稠的患者属湿热证，不能吃煎烤油腻、辛辣的食物。小腹冷痛、怕凉，腰酸疼的患者，属寒凝气滞型，在饮食上则要少食用姜汤、红糖水、桂圆肉等温热性食物 ◎五心烦热、腰痛者多属肾阴虚，可食用肉蛋类食品，以滋补强壮 ◎任何体质的盆腔炎患者都要远离刺激性的食物，多吃蔬菜和水果
推荐营养素	B族维生素、维生素C、生物类黄酮、蛋白质、铁、钙

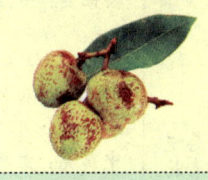

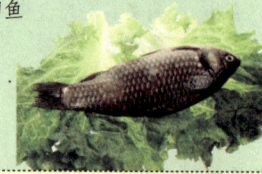

子宫颈炎

宜吃食物	**蔬菜类**：青菜、芦笋、芹菜、菠菜、黄瓜、苦瓜、白菜、香菇 **水果类**：菠萝、苹果、西瓜、香蕉、葡萄、梨、椰子 **水产类**：海带、紫菜、甲鱼、鲫鱼 **肉类**：瘦猪肉 **蛋奶类**：鸡蛋、牛奶 **其他类**：豆腐、绿茶
忌吃食物	**肉类**：生鱼片 **水产类**：虾、蟹、鳗鱼、咸鱼、黑鱼 **中药类**：红枣、阿胶 **其他类**：辣椒、麻椒、葱、蒜、白酒
饮食改善	◎官颈炎饮食一般要做到高蛋白、低脂肪 ◎饮食要清淡，忌吃辛辣、刺激、易发物等食物，以免造成炎症的加重 ◎远离生冷的食物 ◎不要抽烟喝酒 ◎要均衡饮食，多吃新鲜的蔬菜和水果，多吃维生素含量高的食物 ◎过度油腻的食物要尽量避免
推荐营养素	维生素C、不饱和脂肪酸、生物类黄酮

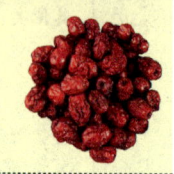

子宫肌瘤

宜吃食物	**蔬菜类**：白菜、芦笋、芹菜、菠菜、黄瓜、冬瓜、胡萝卜 **肉类**：瘦猪肉、鸡肉 **五谷类**：黄豆、黑豆 **水产类**：鲫鱼、甲鱼、白鱼、海带、紫菜 **其他类**：香菇、豆腐、鸡蛋、花生
忌吃食物	**水产类**：羊肉、虾、蟹、鳗鱼、咸鱼、黑鱼等 **其他类**：辣椒、麻椒、葱、蒜、白酒、桂圆、红枣、阿胶、蜂王浆
饮食改善	◎饮食定时定量，不能暴饮暴食。坚持低脂肪饮食，多吃瘦肉、鸡蛋、绿色蔬菜、水果等 ◎多吃五谷杂粮如玉米、豆类等。常吃富有营养的干果类食物，如花生、芝麻、瓜子等 ◎忌食辣椒、麻椒、葱、蒜、白酒等刺激性食物及饮料 ◎坚持低油的饮食原则，多以水煮、余烫、凉拌的方式处理食材，食用油尽量选择葵花油、小麦胚芽油等植物油 ◎要多吃B族维生素含量高的食物，如黄豆、牛奶、土豆等。另外，一些干果类的食物也可以适量摄取，如花生等 ◎含糖量高的食物，如蛋糕、糖果等是一定要严格控制的
推荐营养素	维生素A、B族维生素、维生素C、胡萝卜素

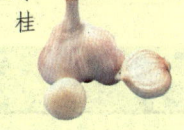

第十三章 五官科疾病

近视

宜吃食物	**蔬菜类**：小白菜、大白菜 **五谷类**：黄豆、绿豆、糙米 **水产类**：紫菜、海带、鲑鱼 **肉类**：瘦猪肉、牛排、动物肝脏
忌吃食物	**蔬菜类**：韭菜、洋葱 **调味品类**：胡椒、咖喱、大蒜、辣椒
饮食改善	◎常吃鱼类、五谷杂粮、柑橘类水果及红色果实，对防止视力衰退有很好的效果 ◎近视患者还应尽量少吃甜食和全脂奶酪，这些食物如果吃太多，会使近视度数加重 ◎多吃一些富含B族维生素和维生素C的食物，可以及时清除人体疲劳时产生的代谢物质 ◎眼表水分蒸发快，要注意补充水分，多吃新鲜蔬菜和水果
推荐营养素	维生素A、维生素C、B族维生素、胡萝卜素

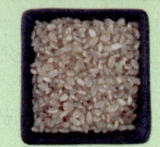

老花眼

宜吃食物	**蔬菜类**：西红柿、黄瓜、白菜、洋葱、菠菜、芹菜、苜蓿、蒜苗 **水果类**：葡萄、柠檬、香蕉、苹果、杏 **肉类**：羊肉、牛肉、兔肉 **蛋类**：鸡蛋、鹌鹑蛋 **中药类**：珍珠母、当归、丹参、黄芪、党参、黄精、夜明砂、淮山、菟丝子、菊花、决明子
忌吃食物	**饮品类**：汽水、浓茶、咖啡 **其他类**：蛋黄、大蒜、蛋糕、饼干
饮食改善	◎饮食方面，用眼比较多的人应该在平时多摄入富含维生素A、B族维生素的食物 ◎加强补益肝肾、健脾和胃的饮食调理，饮食宜富于多种营养成分，有抗老防衰作用的食物为宜 ◎老年人往往伴发高血压、动脉粥样硬化、高血脂、糖尿病等症，因而老花眼患者不宜多食动物脂肪类较高的食物，宜多食用蔬菜类食物 ◎水分的补充也很重要 ◎越简单的烹调方式越能保留食物的营养素，所以可以选择一些清蒸、水煮的方式来处理食物
推荐营养素	维生素A、B族维生素、玉米黄素、叶黄素、类胡萝卜素

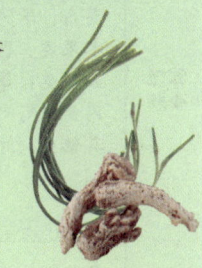

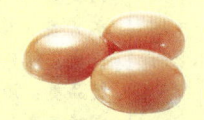

结膜炎

宜吃食物	**蔬菜类**：丝瓜、冬瓜、胡萝卜、苋菜、菠菜、茭白、荸荠 **水果类**：西瓜、柠檬、樱桃、石榴、香蕉 **五谷类**：薏米、绿豆、赤小豆、黑豆 **肉类**：鸡肉、动物内脏 **其他类**：酵母、鱼肝油
忌吃食物	**蔬菜类**：韭菜、芥菜、雪里蕻 **肉类**：羊肉等 **水产类**：橡皮鱼、鲥鱼、带鱼、黄鱼、鳗鱼、虾、蟹 **饮品类**：酒、咖啡、浓茶 **调味品类**：葱、大蒜、辣椒
饮食改善	◎烧烤、油炸、油煎等方式处理的食物要尽量避免，饮食应以清淡口味为宜 ◎要避免辛辣与生冷的食物，以免发炎加重 ◎多吃营养丰富的食物和新鲜蔬菜，可做辅助性治疗 ◎维生素D可以用来治疗结膜炎，因此可以加大摄取量。一般黄绿色的食物中都富含这类营养素 ◎日常饮食也要注意加大对水分的摄取
推荐营养素	维生素A、B族维生素、维生素C、维生素D、钙

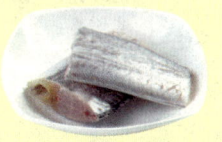

白内障

宜吃食物

蔬菜类：豆芽菜、油菜花、西蓝花、胡萝卜、菠菜、南瓜、西红柿
水果类：石榴、木瓜、葡萄、柠檬、香蕉、梨
水产类：青鱼、沙丁鱼、牡蛎
干果类：杏仁、核桃、花生、腰果
其他类：菊花茶、豆腐、动物肝脏

忌吃食物

肉类：动物内脏、肥肉
五谷类：荞麦、玉米
其他类：奶油、冰激凌、咖啡、猪油

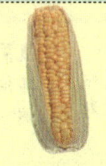

饮食改善

◎多吃富含维生素C的食物。患有白内障的中老年人应适当多吃一些富含维生素C的食物，如西红柿、大枣及新鲜绿色蔬菜等
◎多吃富含锌的食物。据研究，在晶状体中锌的含量较高，而患有白内障的人晶状体中含锌量明显减少。因而患有白内障的人应多吃些含锌丰富的食物
◎平时要注意多喝水，因为缺水也会间接地伤害晶状体，增加患病的概率
◎减少油炸食物的食用量，因为这些食物会诱发或加重白内障，所以应该减少摄取量
◎不要过量饮用牛奶

推荐营养素

维生素C、B族维生素、叶黄素、玉米黄素、锌

青光眼

宜吃食物	**蔬菜类**：白菜、白萝卜、生菜、菠菜、胡萝卜、冬瓜、丝瓜 **水果类**：柑橘、西瓜、香蕉、梨 **五谷类**：小豆、薏米、小米、玉米、荞麦、大麦、燕麦 **肉类**：动物内脏、瘦猪肉 **其他类**：绿茶、蜂蜜、枸杞子、牛奶
忌吃食物	**蔬菜类**：韭菜、洋葱 **其他类**：咖喱、咖啡、酒类 **调味品类**：大蒜、辣椒
饮食改善	◎青光眼患者膳食中除给予普通食物外，应注意给予高渗性食物，如蜂蜜就是一种高渗性食品。急性青光眼可每日食蜂蜜100毫升，慢性青光眼患者每日食用150毫升，分三次口服 ◎要低盐饮食，炒菜不要过咸 ◎口渴时不要饮水过量，一般每次饮水不要超过500毫升 ◎忌酒，忌喝浓茶。大量饮酒可造成眼球毛细血管扩张，眼睛充血加重，甚至导致青光眼急性发作 ◎可适当多吃富含膳食纤维的食物 ◎尽可能不吃或少吃刺激性食物
推荐营养素	维生素A、B族维生素、花青素、叶黄素、硒、锌

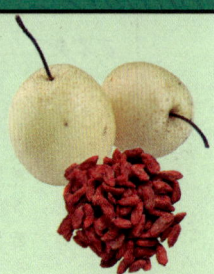

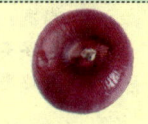

干眼症

宜吃食物

蔬菜类：西红柿、芹菜、茄子、荸荠、黄瓜、冬瓜
水果类：乌梅、甘蔗、橘子、柿子、香蕉、柑橘
肉类：鸭肉、乌骨鸡
五谷类：小麦、绿豆、红豆、黄豆
水产类：海参、干贝、蛙肉、鱼、鲫鱼
菌类：银耳、黑木耳
中药类：阿胶、蜂蜜、蜂王乳、枸杞子、西洋参、黄精、何首乌、百合、莲子等

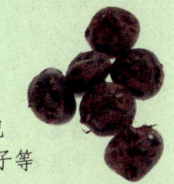

忌吃食物

水果类：荔枝、金橘、槟榔
肉类：羊肉、牛肚
中药类：肉桂、人参、冬虫夏草、黄芪、白术

饮食改善

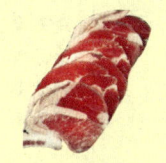

◎饮食方面宜补充维生素A，可以通过食物或营养品来获得
◎避免辛辣刺激性食物，配合局部热敷
◎平时要注意均衡饮食，要多吃新鲜的蔬菜和水果，尤其是黄绿色的蔬菜要经常吃
◎多喝水对减轻眼睛干燥的症状很有帮助
◎多糖、多油、多盐的食物要少吃
◎叶黄素、胡萝卜素等都是对眼睛有益的食物，可以通过日常饮食来加大摄取量
◎油炸、烧烤的食物也要尽量少吃

推荐营养素

维生素A、B族维生素、叶黄素、玉米黄素、钙、磷等

夜盲症

宜吃食物	**蔬菜类**：韭菜花、马齿苋、土豆、胡萝卜、西红柿、黄瓜 **水果类**：桑葚、香榧子、苹果、香蕉、无花果 **肉类**：羊肝、猪肝、鸡肝、牛肝、鸭肝 **五谷类**：黄豆 **菌类**：黑木耳、蘑菇等 **中药类**：红枣、何首乌
忌吃食物	**蔬菜类**：洋葱 **饮品类**：咖啡、浓茶、白酒 **调味品类**：大蒜、葱、辣椒 **其他类**：花椒、桂皮、丁香、茴香、砂仁
饮食改善	◎肝肾亏损的夜盲症患者，宜吃具有滋补肝肾和明目作用的食物 ◎宜吃含维生素A比较丰富的食物，所以平时可以多吃一些新鲜的蔬菜和水果 ◎忌吃辛辣刺激性食物，忌吃香燥伤阴、性热助火的食物 ◎要远离烟与酒 ◎要注意饮食的均衡和人体必需营养素的摄取量 ◎处理食物还是要以清淡的方式为主，尽量不要以煎、炸等方式来处理食物
推荐营养素	维生素A、维生素C

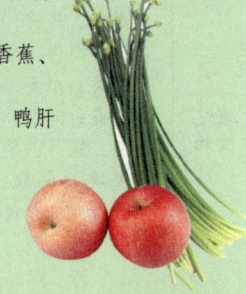

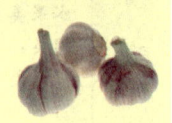

过敏性鼻炎

宜吃食物	**蔬菜类**：菠菜、小白菜、西红柿、油菜、胡萝卜、菜花、西蓝花、香菜等 **水果类**：梨、枇杷、草莓、荔枝 **五谷类**：糯米 **其他类**：红枣、莲子、红糖和桂圆等
忌吃食物	**水产类**：牡蛎、鲑鱼 **五谷类**：玉米、燕麦、小麦 **其他类**：牛肉、含咖啡因饮料、巧克力、乳制品、蛋
饮食改善	◎饮食宜多样化，可以每天更换品种，同样的食物要尽量少吃 ◎禁烟酒、油炸之类上火热气辛辣食品 ◎不能吃自身过敏的食品 ◎多吃B族维生素与维生素C及胡萝卜素含量丰富的蔬菜、水果、谷类，以及富含维生素E的食物，如坚果、小麦胚芽等，可有效减缓过敏现象，并可以预防免疫功能衰退，可用于过敏性鼻炎的治疗 ◎除了多吃有益的食物，有一些性凉的食物则应少吃或不吃 ◎饮食最好还是以自然为主，尽量不要食用加工食品
推荐营养素	维生素C、B族维生素、维生素E、生物类黄酮、胡萝卜素

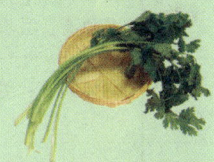

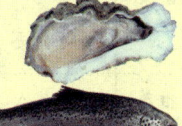

扁桃体炎

宜吃食物	蔬菜类：青菜、西红柿、胡萝卜、芹菜、圆白菜、菠菜、苋菜 其他类：豆腐、豆浆、冰糖、蜂蜜等
忌吃食物	调味品类：姜、辣椒、大蒜
饮食改善	◎饮食宜清淡，食性宜凉、宜寒。慢性期宜食用蔬菜、水果、豆类及滋润的食品 ◎忌辛辣刺激食物及油煎、炙爆食物 ◎平时要多喝水，注意饮食均衡。
推荐营养素	维生素A、B族维生素、生物类黄酮

咽喉炎

宜吃食物	蔬菜类：西蓝花、菠菜、圆白菜 水果类：西瓜、鸭梨、木瓜 其他类：绿豆、豆腐
忌吃食物	饮品类：可乐、浓茶、咖啡
饮食改善	◎宜多饮白开水，饮食以清淡、易消化为原则，但不要太烫 ◎忌食油腻、黏滞、煎炸、刺激性食物 ◎营养充足，合理膳食，保证优质蛋白质、维生素、矿物质的摄入
推荐营养素	蛋白质、维生素、矿物质

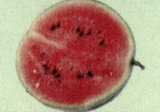

龋齿/牙周炎

宜吃食物	**蔬菜类**：西红柿、芹菜、豆芽菜、菠菜、茼蒿、芥菜 **水果类**：石榴、火龙果、苹果、香蕉 **五谷类**：大麦、小麦 **水产类**：虾、螃蟹 **其他类**：无糖口香糖、牛奶、鸡蛋
忌吃食物	**饮品类**：巧克力、汽水 **其他类**：蜂蜜、芥末、咖喱
饮食改善	◎补充高蛋白饮食，如鸡、鸭、鱼、瘦肉、豆制品等，以增强机体抵抗力及抗炎能力 ◎供给多种维生素，尤其是维生素C和维生素D。同时，还应注意补充维生素E、B族维生素及叶酸，要注意多吃蔬菜和五谷杂粮 ◎注意无机盐的摄入，尤其是钙、磷的摄入量要适当 ◎可以多吃富含木糖醇的口香糖。木糖醇能抑制变形杆菌的生长，这样就可以减少蛀牙、牙周病等牙齿疾病的发生 ◎口渴的时候要尽量用清水代替其他类型的饮料 ◎三餐要定时定量，餐后或喝饮料过后要用清水漱口，保持口腔内的清洁 ◎要远离高酸性的食物，含糖量高的食物也要尽量避免 ◎远离烟和酒
推荐营养素	维生素C、维生素D、维生素E、B族维生素及叶酸、钙、磷

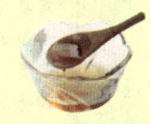

口腔溃疡

宜吃食物	蔬菜类：南瓜、黄瓜、西红柿 水果类：西瓜、苹果、葡萄、忙果 肉类：鸡肉、猪肉、牛肉 蛋奶类：牛奶、鸡蛋、奶酪 五谷类：黄豆、糙米
忌吃食物	蔬菜类：茴香、韭菜、洋葱、芥菜、香椿头、香菜 水果类：金橘、桃、樱桃 肉类：鹅肉、鹿肉 调味品类：辣椒、生姜、大蒜 其他类：炒花生米、虾子、人参、白酒、砂仁
饮食改善	◎饮食要多样化 ◎忌多食刺激性的蔬菜、水果。一些水果和蔬菜，特别是柑橘类的水果，含酸很多，更容易刺痛溃疡伤口 ◎辛辣的食物也会增加疼痛。一些坚果如核桃，能引发过敏，进而导致溃疡加重 ◎忌食煎炸烘烤食品 ◎应避免食用咖啡、含香料食品及其他可能刺激口腔的食物 ◎如果溃疡反复发作是由食物过敏引起的，则应避免食用那些易引起过敏反应的食物
推荐营养素	维生素A、B族维生素、生物类黄酮、锌、铁

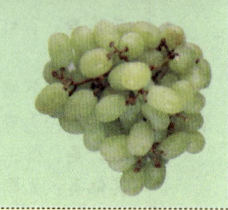

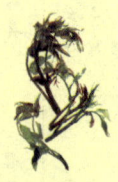

中耳炎

宜吃食物	**蔬菜类**：芹菜、丝瓜、茄子、荠菜、蓬蒿、黄瓜、苦瓜、冬瓜 **五谷类**：薏米、绿豆
忌吃食物	**蔬菜类**：韭菜、茴香、小红萝卜 **肉类**：羊肉、鹅肉 **中药类**：人参、肉桂、附子、鹿茸、牛鞭、大补膏 **其他类**：姜、胡椒、酒、辣椒
饮食改善	◎忌食辛辣刺激及发热食物 ◎多食有清热消炎作用的新鲜蔬菜 ◎补充适量的胡萝卜素和维生素C，可以帮助抵抗病毒感染，但注意不要过量 ◎如果服用抗组胺药物，可通过喝大量的水来补充丢失的液体 ◎以清淡饮食为主 ◎多吃排水、除湿的食物，可维持细胞活性，如冬瓜、绿豆等 ◎多喝能缓解发炎的茶饮，如桑叶菊花茶等 ◎适时补充新鲜蔬果，它所含的植物抗氧化物质及丰富的维生素及矿物质，对发炎有缓解作用
推荐营养素	维生素A、胡萝卜素、维生素C

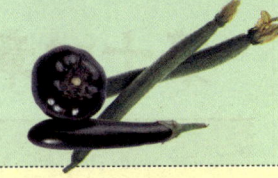

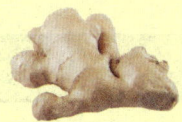

第十四章　皮肤疾病

青春痘、粉刺

宜吃食物	**蔬菜类**：茼蒿、黄瓜、丝瓜、冬瓜、苦瓜、绿豆芽、西红柿、圆白菜 **水果类**：西瓜、橘子、香蕉 **其他类**：菊花脑、酸枣、山楂
忌吃食物	**肉类**：羊肉 **其他类**：辣椒、胡椒、生葱、生蒜、咖啡、巧克力、酒类
饮食改善	◎多饮水，多食含膳食纤维的食物，以增强胃肠蠕动 ◎饮食忌辛辣、煎炸、甜腻、鱼腥等食品 ◎多吃新鲜、凉性的蔬菜 ◎禁忌烟酒。酒生湿热，烟助肺热，肺胃热盛，同样可造成或加重痤疮
推荐营养素	维生素A、B族维生素、膳食纤维、维生素E

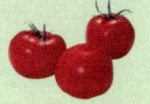

皮炎

宜吃食物	**蔬菜类**：胡萝卜、芹菜、油菜、白菜、土豆、豌豆 **水果类**：香蕉、杏 **肉蛋类**：蛋黄、动物肝脏 **五谷类**：麦麸、黄豆 **中药类**：苦参、玉竹、何首乌、当归、白芍
忌吃食物	**五谷类**：小麦、黑麦、燕麦、大麦
饮食改善	◎宜经常食用清淡的食物 ◎宜多食富含锰的食物，因为锰元素参与机体的代谢，能减少有毒物质对皮肤的损害 ◎宜多食富含维生素的食物 ◎老年人得皮炎多为血虚、阴虚所致，若血脂正常，可适当吃些含油脂较多的食物 ◎避免食用可能致敏的食物。含光敏性物质较多的食物，会提高皮肤对紫外线的敏感性，应少吃 ◎在日常饮食中，多食富含维生素A的食物和新鲜蔬菜、水果 ◎每天饮水量要充足 ◎忌食辛辣及油炸食物，特别是在发病期 ◎避免饮酒 ◎女性月经不正常时，应吃有助于调经的食物
推荐营养素	维生素A、B族维生素、维生素C、锰

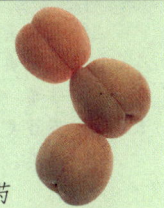

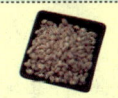

湿疹

宜吃食物	**蔬菜类**：豆苗、水芹、莲藕、冬瓜 **水果类**：梨、苹果、橘子、枇杷、柿子、草莓 **五谷类**：蚕豆、黄豆、小麦、小豆、绿豆 **肉类**：蛇肉、鸭肉
忌吃食物	**蔬菜类**：洋葱、韭菜 **水产类**：乌贼鱼、鲈鱼、鲦鱼、鳙鱼、牡蛎、海带、海蜇、淡菜、紫菜 **其他类**：红枣、桂圆、荔枝、蜂蜜、蜂王浆、人参、黄芪、黄精、银耳、燕窝
饮食改善	◎饮食宜清淡，十分适合通过食用粥膳进行调理。可多食用具有清热利湿功效的食物制成的粥膳，如绿豆、苦瓜等 ◎宜多食用富含维生素和矿物质的蔬菜和水果 ◎儿童是湿疹发生的高危人群。为避免因食物过敏而引发湿疹，至少在孩子满1周岁之前，不要给他吃整个的鸡蛋或鱼 ◎一定要注意不能吃刺激性食物，如辣椒及酒类等 ◎患病后首先不吃易致敏或刺激性饮食1~2周 ◎营养均衡是最主要的饮食原则，千万不能因为要治疗湿疹而对某类营养素完全杜绝 ◎不宜食用有助湿性的食物
推荐营养素	维生素A、B族维生素、维生素C

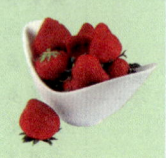

烧烫伤

宜吃食物	**蔬菜类**：南瓜、黄瓜、西红柿、圆白菜、菠菜 **水果类**：柚子、樱桃、杏、苹果 **肉类**：猪肉、牛肉、动物内脏 **五谷类**：黄豆、黑豆、小麦 **其他类**：牛奶、蜂蜜、红薯
忌吃食物	**蔬菜类**：香菜、韭菜、蒜苗 **水果类**：荔枝、橘子、橙子、石榴 **五谷类**：黑豆、黄豆 **肉类**：鹿肉、猪头肉、羊肉
饮食改善	◎烧烫伤要及早开始进食，早期进食对保护胃肠黏膜、改善胃肠功能、预防消化道出血等有好处 ◎先清淡试餐，无不良反应再逐渐加营养，在医生指导下先进食流质再逐渐改为普通饮食 ◎高蛋白饮食，忌过于油腻，以优质、易消化的食物为主 ◎少量多餐，不要过饱，以免影响下一次进食及增加胃肠负担，不利于营养的吸收 ◎要消除进食鱼、鸡、蛋等会引起创面发炎的顾虑及想法。吃得开心，营养充足，创面愈合快，早日康复 ◎平日里可以变换菜色，这样可以激发患者的食欲 ◎应广泛摄取人体必需的营养素
推荐营养素	维生素A、B族维生素、维生素C

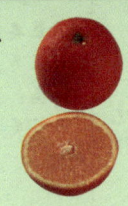

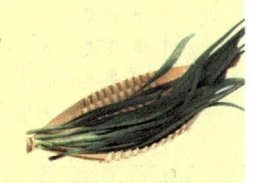

皮肤过敏

宜吃食物	**蔬菜类**：菠菜、芹菜、黄瓜、西红柿、冬瓜 **水果类**：香蕉、苹果、梨 **菌类**：黑木耳、银耳、香菇 **五谷类**：糯米、黄豆
忌吃食物	**水产类**：鱼、虾、蟹、贝 **肉蛋类**：蛋、牛肉、羊肉、动物内脏 **干果类**：花生、核桃 **其他类**：胡椒、茴香、咖啡、可乐
饮食改善	◎在饮食上，要多食新鲜的水果、蔬菜 ◎饮食要均衡，最好包括大量含丰富维生素C的果蔬和任何含B族维生素的食物 ◎饮用大量清水，它能在体内滋润皮肤 ◎过敏症患者要少食用油腻、甜食及刺激性食物。某些食物也是致敏原，要注意加以辨别 ◎过敏症患者可以多吃一些具有抗过敏功能的食物，加强皮肤的防御能力 ◎要远离烟和酒 ◎可适量补充富含脂肪酸的食物 ◎避免过于生冷、高油，尤其是油炸的食物
推荐营养素	B族维生素、维生素C、锌、不饱和脂肪酸

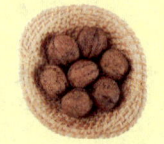

荨麻疹

宜吃食物	**蔬菜类**：西蓝花、菠菜、圆白菜、茼蒿、豆芽菜、油菜 **水果类**：苹果、香蕉、柿子、葡萄、柠檬、柑橘 **五谷类**：稻米、高粱、黄豆、大麦、小麦、薏米、绿豆
忌吃食物	**水产类**：鱼、虾、蟹 **蛋奶类**：蛋、奶酪 **调味品类**：葱、大蒜 **其他类**：可可、芥末、胡椒、花椒
饮食改善	◎患病期间饮食宜清淡，少吃或不吃鱼、虾、蛋等易致敏的蛋白质食物，以及含有这些食物成分的糕点和糖果 ◎急性荨麻疹患者不能吃辛辣、刺激类的食物 ◎慢性荨麻疹患者应进行食物的排除试验，一旦确定某种食物为诱发因素，今后应避免摄食 ◎多食含维生素，尤其是维生素C多的水果、蔬菜，保持大便通畅，减少毒素经肠道再吸收 ◎每天最好喝豆浆，因为豆浆中的游离氨基酸可大大降低过敏症的发生 ◎平时要少吃油腻、高糖、多盐的食物 ◎一定要戒掉烟酒
推荐营养素	维生素A、维生素C、膳食纤维

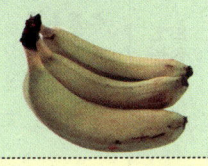

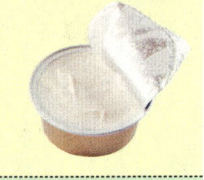

蜂窝组织炎

宜吃食物	**蔬菜类**：冬瓜、黄瓜、丝瓜、莴笋、小白菜、萝卜、黄花菜、荸荠 **水果类**：菠萝、西瓜 **五谷类**：黄豆、黑豆 **蛋奶类**：鸡蛋、牛奶 **其他类**：豆腐、豆浆
忌吃食物	**蔬菜类**：韭菜、香菜 **肉类**：牛肉、羊肉 **水产类**：黄鳝、虾 **调味品类**：辣椒、大蒜、葱
饮食改善	◎初起及发热期间，忌食刺激性及辛辣动火的食物，以免加重病情 ◎忌食香燥食物，如油炸、炒烩、熏烤食品和芳香调料等，以免耗伤津液 ◎不宜多吃糖，因血糖过高时，可促使金黄色葡萄球菌和其他化脓菌生长繁殖加快，从而易引起疮疖多发 ◎在伤口未完全愈合时，忌食发物，如猪头肉、公鸡肉等 ◎要远离烟和酒 ◎可多补充一些高蛋白及维生素C，多吃新鲜的蔬菜和水果，可以增加抵抗力 ◎要多喝水
推荐营养素	B族维生素、维生素C、胡萝卜素

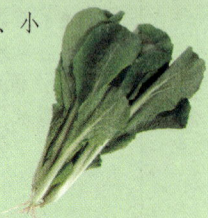

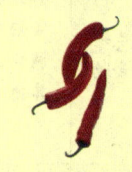

脚气病/足癣

宜吃食物	蔬菜类：冬瓜、豌豆、葱 水果类：木瓜、柑橘、鲜枣 水产类：田螺、鲤鱼、紫菜、贝、泥鳅
忌吃食物	蔬菜类：甜瓜、荸荠、南瓜 其他类：鸡蛋、鸭肉、白酒、蚕蛹
饮食改善	◎脚气病患者首先宜多吃各种富含维生素B_1的食物，以补充足量的维生素B_1 ◎适宜吃高蛋白质食品，可选用各种动物性食品，如蛋类、乳类、鱼类及豆制品等 ◎忌吃盐和过多的糖类，忌吃甜食
推荐营养素	维生素A、B族维生素、蛋白质

疱疹

宜吃食物	肉类：牛肉、鹅肉 水产类：带鱼、鳝鱼等
忌吃食物	蔬菜类：茴香、韭菜、洋葱 其他类：羊肉、鱼、虾
饮食改善	◎要多吃海藻类，如海带、紫菜及其他海藻类食物 ◎要经常吃富含赖氨酸的食物 ◎忌吃各种油炸、油煎、烧烤食品
推荐营养素	维生素A、B族维生素、蛋白质

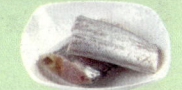

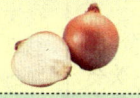

第十五章　儿科疾病

麻疹

宜吃食物	蔬菜类：菠菜、荸荠、茼蒿、豆芽菜、油菜、胡萝卜 水果类：苹果、木瓜、梨、草莓、葡萄 肉类：鸡肉、猪肉 其他类：黄花菜、莲子、大枣
忌吃食物	肉类：肥肉、动物内脏 调味品类：胡椒、花椒、咖喱
饮食改善	◎发热或出疹期间，饮食宜清淡、少油腻 ◎退热或恢复期，逐步给予容易消化、吸收，且营养价值高的食物 ◎有并发症时，可多食牛奶、鸡蛋、豆浆等易消化的蛋白质和维生素C含量高的果汁和水果等 ◎疹发不畅，可食一些发物，如香菜、虾汤、鲜笋汤等
推荐营养素	维生素C、维生素A、B族维生素

水痘

宜吃食物	蔬菜类：冬瓜、苦瓜、萝卜、小白菜、菠菜、圆白菜 水果类：西瓜、梨、苹果、木瓜 肉类：猪肉、鸡肉、鸭肉 蛋奶类：牛奶、鸡蛋
忌吃食物	蔬菜类：香菜、大蒜、洋葱 水果类：柠檬、柑橘、橙子 水产类：螃蟹、虾 饮品类：汽水
饮食改善	◎这一时期的饮食应是易消化及营养丰富的流质及半流质饮食，可以食用绿豆汤、银花露、小麦汤、粥、面片、龙须鸡蛋面等 ◎忌油腻、姜、辣椒等刺激性食物及发物 ◎多饮开水及饮料，可以饮用新鲜果汁来提升食欲 ◎当水痘结痂后，可以适当地补充维生素B_{12}，以加快愈合 ◎应该摄取足量的蛋白质来提高身体的免疫力，可以食用一些冷饮来减轻局部的不适 ◎不能吃水产类食物，如虾等，以免病情加重 ◎柑橘类以外的蔬果可以适量吃一些
推荐营养素	维生素A、B族维生素、维生素C

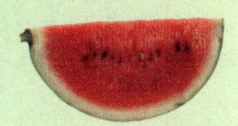

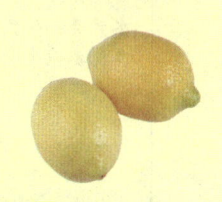

婴幼儿湿疹

宜吃食物	**蔬菜类**：土豆、山药、胡萝卜、菠菜、圆白菜、豆芽菜 **水果类**：苹果、香蕉、草莓、阳桃、荔枝、梨 **干果类**：核桃仁、葵花籽、小核桃 **其他类**：白吐司、葡萄汁、蔬菜汁、面条
忌吃食物	**水产类**：生鱼片、墨鱼 **其他类**：牛奶、咖喱、肥肉
饮食改善	◎饮食宜清淡，宜吃富含维生素B_6的食物，如干酵母、西瓜子等，富含锌和亚油酸的食物也可常吃。还有茶叶、苹果、胡萝卜、瘦肉、蛋类等也可经常服食 ◎小儿因牛奶引起湿疹者，可改吃母乳或豆奶等，也可将牛奶煮沸几次以改变其白蛋白的性质而减少其过敏，或减少奶粉的食用量 ◎禁忌烟酒 ◎要谨慎摄取动物类蛋白质 ◎要远离有香料、增加剂和防腐剂的食品罐头，通常情况下，喂食母乳的孩子患这类病的比较少，所以建议母乳喂养至少3个月
推荐营养素	B族维生素、维生素C、植物蛋白

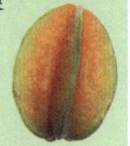

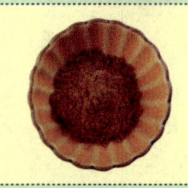

尿床

宜吃食物	**蔬菜类**：圆白菜、芥菜、西红柿、韭菜 **水果类**：苹果、梨、李子、桃 **五谷类**：糯米、大米、小麦、薏米、赤小豆 **菌类**：银耳、黑木耳 **其他类**：鸡内金、豆腐、鸭肉
忌吃食物	**水果类**：柑橘、葡萄、柠檬 **其他类**：巧克力、咖啡、浓茶、汽水
饮食改善	◎晚餐最好吃干饭，以减少水分摄入 ◎应该多吃一些动物性食物，如猪腰、猪肝和肉等 ◎不能吃辛辣、刺激性食物。由于小儿神经系统发育尚未成熟，若食用这类食物，可使大脑皮质的功能失调，易发生遗尿 ◎不能多吃盐、多糖和生冷食物。多盐、多糖皆可引起多尿，生冷食物可削弱脾胃功能，对肾无益 ◎不能吃玉米。玉米性味甘淡，利尿作用明显，食用可加重遗尿现象 ◎均衡摄取各种维生素和矿物质
推荐营养素	维生素A、B族维生素、维生素C、维生素D、钙、镁

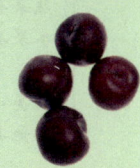

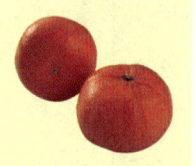

小儿腹泻

宜吃食物	**蔬菜类**：胡萝卜、菠菜、圆白菜、豆芽菜、茄子 **水果类**：苹果、香蕉、木瓜、樱桃、荔枝、梨、石榴、葡萄、木瓜 **肉类**：鸡肉、猪肉、牛肉、羊肉 **其他类**：面条、蔬菜汁、葡萄汁
忌吃食物	**肉类**：肥肉、猪蹄、鸡肉 **其他类**：胡椒、牛奶、冰激凌
饮食改善	◎避免食用高膳食纤维食物。在宝宝腹泻时，应避免食用膳食纤维较多的食物。若为轻微的腹泻，则可选择叶菜较细嫩、膳食纤维较少的食物，而且分量不宜过多 ◎供给主食类食物。要给宝宝提供热量，宜食用米饭等五谷食物 ◎注重蛋白质的摄取。建议选择瘦肉、去皮的鸡肉、鱼类、蛋、豆腐等较不油腻且又含蛋白质的食物 ◎调整奶粉浓度。轻微的腹泻，可以将牛奶冲淡一些 ◎烹调方式应选择清蒸、水煮的制作方式，避免油炸、油煎等不易消化的制作方式 ◎饮食宜多样化，菜色需时常更换，可以采取少食多餐的进食方式。 ◎不能吃生冷及辛辣等刺激性食物
推荐营养素	维生素A、B族维生素、维生素C、胡萝卜素、硒、钙

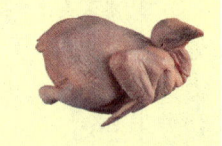

第十六章 癌症

肺癌

宜吃食物	**蔬菜类**：大白菜、小白菜、油菜、圆白菜、西蓝花、芥菜、萝卜、西红柿 **水果类**：草莓、苹果、木瓜 **肉类**：瘦猪肉、牛肉、鸡肉 **其他类**：牛奶、豆腐、豆干、松子
忌吃食物	**肉类**：香肠、火腿肉、腌肉 **其他类**：胡椒粉、芥末、咖啡、浓茶
饮食改善	◎供给丰富的营养。要多吃一些含蛋白质、糖类丰富的食品，如豆制品及各种谷类，一般不限制食量 ◎供给新鲜的蔬菜水果。要多吃新鲜蔬菜和水果，果蔬中含有丰富的维生素C，是抑癌物质，能够阻断癌细胞的生成 ◎不吃或少吃刺激性食品，包括油炸食品。可经常吃些大蒜，大蒜中含有抗癌物质
推荐营养素	维生素A、维生素C、B族维生素、胡萝卜素、生物类黄酮

肝癌

宜吃食物	**蔬菜类**：青椒、苋菜、芹菜、芥蓝、圆白菜、胡萝卜、油菜、菠菜 **水果**：葡萄、柑橘、柠檬、草莓 **菌类**：香菇、草菇、银耳 **其他类**：牛奶、鸡蛋、豆浆、藕粉、菜汁、瘦肉泥、肝泥等
忌吃食物	**肉类**：公鸡、鸭肉、猪头肉、羊肉 **水产类**：虾、蟹、螺、蚌、黄鳝 **其他类**：竹笋、辣椒、油炸品、烟、酒
饮食改善	◎饮食要均衡。每天从六大类食物中均衡摄取各种营养，多吃植物性食物，不偏食，不挑食，不暴饮暴食 ◎多吃具有防癌作用的食物，尤其是新鲜的蔬果 ◎宜采取少食多餐的进食方式，选择易消化的食物 ◎控制油脂的摄入。摄取过多的油脂，尤其是饱和脂肪，会增加患癌的风险 ◎不吃熏烤、油炸、腌制、含亚硝酸盐及受黄曲霉菌污染的食物 ◎不过量饮酒 ◎少吃太烫、太咸及有刺激性的食物 ◎处理食物最好以清蒸、水煮的方式为主 ◎有水肿及腹水状况时要减少食用盐分含量高的食物
推荐营养素	维生素A、B族维生素、维生素C、蛋白质

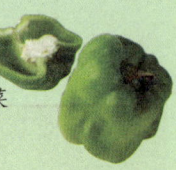

子宫颈癌

宜吃食物	**蔬菜类**：油菜、莲藕、菠菜、芹菜 **水果类**：石榴、柑橘、木瓜、猕猴桃 **五谷类**：赤小豆、绿豆 **其他类**：牛奶、鸡蛋、牛肉、甲鱼、猪肝、黑木耳
忌吃食物	**饮品类**：咖啡、汽水、浓茶 **肉类**：香肠、腊肉、肥肉 **其他类**：膨化食品、酸菜等腌渍食品
饮食改善	◎以增强患者抗病能力，提高免疫功能为主，应尽可能地补给营养物质，如蛋白质、糖、脂肪、维生素等 ◎烹饪方式宜多采取清蒸、水煮、炖等方式，减少炸、煎等油量较多的烹饪方式 ◎要远离辛辣及刺激性食物，如咖啡、浓茶等 ◎一定要远离烟酒 ◎吃肉的时候要尽量选择瘦肉 ◎手术后，饮食调养以补气养血，生精填精之膳食为主 ◎化疗时，饮食调养以健脾补肾为主 ◎子宫颈癌晚期时，应选高蛋白、高热量的食品
推荐营养素	维生素A、B族维生素、维生素C、胡萝卜素、蛋白质

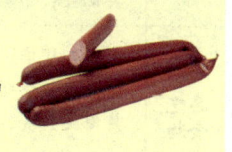

乳腺癌

宜吃食物	蔬菜类：荸荠、茭白、冬瓜、绿豆芽 菌类：口蘑、猴头菇、黑木耳等 水果类：橘子、苹果、山楂、鲜猕猴桃等 水产类：紫菜、海带、海蜇、海参、淡菜、牡蛎等 五谷类：绿豆、赤小豆等 其他类：甲鱼、黑鱼、薏米等
忌吃食物	肉类：肥肉、腊肉、香肠 饮品类：咖啡、汽水 其他类：姜、桂皮等辛辣刺激性食物
饮食改善	◎饮食要有节制，不宜过量。在饮食安排上，对每天的总摄入热量、脂肪及糖的量都要有安排，切忌暴食暴饮 ◎乳腺癌患者在手术前后努力进餐、增补营养。在放疗期间，患者的饮食应力求清淡适口，不宜多进食厚味腻味之品 ◎合理安排巧烹调。适当选食对防治乳腺癌有益的食品，对治疗乳腺癌是十分必要的 ◎多吃些海产品 ◎强调均衡营养 ◎多吃新鲜的蔬菜和水果，特别是深绿、深黄、红色的蔬菜可以经常吃
推荐营养素	B族维生素、维生素D、膳食纤维、生物类黄酮

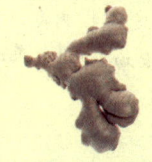

大肠癌/直肠癌

宜吃食物	**蔬菜类**：豆芽菜、土豆、菠菜、油菜、胡萝卜、丝瓜 **水果类**：猕猴桃、苹果、橘子 **五谷类**：绿豆、豌豆、扁豆、赤小豆、红薯 **水产类**：鲟鱼、海鳗、鲳鱼、草鱼、黄鱼、海参、蟹、龙虾 **菌类**：香菇、黑木耳
忌吃食物	**蔬菜类**：芥菜、南瓜、韭菜、洋葱 **其他类**：豆腐乳、冰激凌、油条
饮食改善	◎均衡的饮食，维持适当的体重 ◎主食最好还是以米饭为主，同时注意蛋白质的补充 ◎多食用膳食纤维高的新鲜蔬果 ◎多食用维生素A或胡萝卜素含量高的食物，如深绿色、深黄色的蔬菜、水果 ◎多食用维生素C含量高的食物，如新鲜蔬菜 ◎多选择新鲜及自然食物，少食用腌渍、烟熏或加硝配制的食物 ◎不能吃太甜和太咸的食物 ◎少吃油炸、油酥等高脂肪食物，烹调时可多用清蒸、清炖、水煮、凉拌等方式
推荐营养素	维生素A、维生素C、胡萝卜素、硒、蛋白质

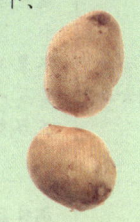

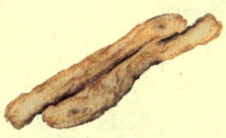

胃癌

宜吃食物	**蔬菜类**：冬瓜、南瓜、圆白菜、大白菜、胡萝卜、芹菜、菠菜、葫芦、韭菜 **水果类**：杧果、梨、桃、柚子、柑橘、苹果、葡萄 **五谷类**：燕麦片、薏米
忌吃食物	**调味品类**：葱、蒜、姜、花椒、辣椒、桂皮
饮食改善	◎保证有足够的营养，如高蛋白、维生素A、B族维生素、维生素C含量充足的食物，即蛋类、乳类及其制品、瘦肉类、豆腐、豆浆等豆制品、鲜嫩的蔬菜及成熟的水果等，以促进创伤的修复 ◎避免吃刺激性强和不易消化的食物，如辣椒、酒和含膳食纤维多的芹菜、韭菜等 ◎不要采用炸、煎、烟熏及生拌等方法，以免难于消化，采用蒸、煮、烩、炖等烹调方法 ◎要根据胃的容积来决定进食的多少。每日膳食中注意适量增加维生素D含量多的食物，如动物的内脏及胡萝卜等
推荐营养素	维生素A、B族维生素、维生素C、维生素D、胡萝卜素、铁

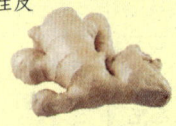

脑癌

宜吃食物	**蔬菜类**：油菜、芹菜、白菜、圆白菜、白萝卜、芦笋、荸荠、佛手柑 **水果类**：柠檬、石榴、柑橘、西瓜、葡萄、苹果、猕猴桃 **五谷类**：小麦、薏米、绿豆 **水产类**：海带、鲫鱼、鲜鱼 **菌类**：香菇、银耳、黑木耳 **其他类**：炸蚕蛹、核桃、羊血、猪血、鹅血、鸡血、莲子、杏仁
忌吃食物	**肉类**：动物内脏、肥肉、腊肉 **其他类**：葱、蒜、韭菜、花椒、辣椒、桂皮
饮食改善	◎患者的膳食中应含有足量的各种维生素 ◎鼓励患者为战胜病魔而进食。饭菜的烹调加工要注意色、香、味、形，以刺激患者的食欲 ◎要遵循低脂肪、低盐的饮食原则 ◎帮助患者克服恶心和呕吐。除药物治疗外，要辅以药膳食疗 ◎一定要注意加强营养，多补充一些蛋白质含量高的食物 ◎烹调的时候可以根据患者口味的变化增加或减少一些调味品
推荐营养素	各种维生素、膳食纤维、蛋白质、矿物质

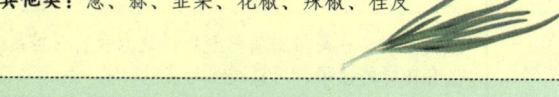

口腔癌

宜吃食物	**蔬菜类**：菠菜、丝瓜、圆白菜、芹菜、洋葱 **水果类**：蓝莓、葡萄柚、柠檬、柑橘、苹果、香蕉 **五谷类**：小麦、小米、薏米、黄豆、黑豆、绿豆 **肉类**：猪肉、牛肉、鸡肉 **其他类**：绿茶、牛奶
忌吃食物	**肉类**：肥肉、动物内脏 **其他类**：辣椒、胡椒、酒类
饮食改善	◎要多吃一些高蛋白质的食物，这类食物对控制口腔癌恶化有良好的效果，可以适当地多吃一些 ◎动物油中的动物脂肪会造成身体的负担，要尽量减少食用的分量和次数，最好是使用植物油 ◎不要吃太甜或太咸的食物 ◎要远离酒精及辛辣刺激性的调味品 ◎多吃一些新鲜的蔬菜和水果 ◎燕麦、糙米等对控制口腔癌恶化有良好的效果，可以增加摄取量 ◎进食尽量要采取少食多餐的原则，对一些咀嚼有困难的患者，一天可以多进几餐
推荐营养素	维生素A、维生素C、胡萝卜素、硒、蛋白质

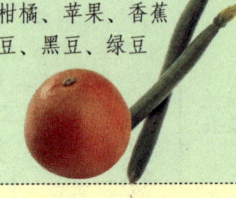

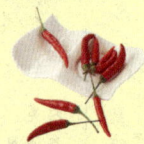

骨癌

宜吃食物
- 蔬菜类：大叶菜、苋菜、油菜、芦笋、藕
- 水果类：沙枣、香芋
- 五谷类：黄豆、燕麦片、绿豆、赤小豆
- 水产类：蟹、海参、牡蛎、鳖、海蛇
- 干果类：杏仁、花生、核桃、腰果
- 其他类：羊脑、沙虫、鹿血

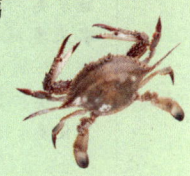

忌吃食物
- 肉类：动物内脏、动物油、肥肉、香肠
- 其他类：葱、蒜、姜、花椒、辣椒、桂皮

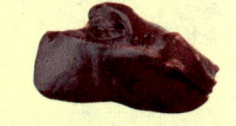

饮食改善
- ◎骨癌患者宜多吃具有抗骨肿瘤作用的食物
- ◎骨癌患者宜吃具有止痛消肿作用的食物
- ◎多吃预防放疗、化疗不良反应的食物
- ◎癌症患者的饮食要营养均衡、丰富，要保证"双高"（即高热量、高蛋白）。例如，每天最好能喝2杯牛奶，吃1个鸡蛋和150克瘦肉，也可以用鱼或豆制品代替
- ◎多食新鲜蔬菜，最好每顿有一碟深绿色或黄色蔬菜（如青菜、芹菜、菜花等）。蔬菜可帮助机体吸收蛋白质、糖类和脂肪
- ◎另外，全方位摄取各种营养是日常饮食的基本原则

推荐营养素

维生素A、维生素C、硒、锌

白血病

宜吃食物	**蔬菜类**：油菜、雪里蕻、西红柿、小白菜、韭菜、荠菜 **水果类**：山楂、柑橘、鲜枣、葡萄、香蕉、猕猴桃、沙棘、柠檬 **水产类**：鱼鳔、海带、海藻 **其他类**：人参、绿茶
忌吃食物	**肉类**：鸡肉 **蛋奶类**：鸡蛋、牛奶 **饮品类**：果冻、汽水、冰棍
饮食改善	◎供给丰富的优质蛋白质。白血病患者应采取高蛋白饮食，特别是多选用一些质量好、消化与吸收率高的动物性蛋白质和豆类蛋白质，以补充身体对蛋白质的需要 ◎要补充充足的维生素和水。多吃富含维生素C的蔬菜和水果，能阻止癌细胞生成扩散 ◎多吃富含铁质的食物。在药物治疗的同时，鼓励患者经常食用一些富含铁的和具有补血、生血和活血作用的食物 ◎进食要少量多餐，选择容易消化的食物 ◎多食用具有提高免疫功能的食物，另外还要多食用具有抗癌作用的天然食物 ◎多采取清蒸、水煮的方法来处理食物，这样还可以让患者增加一些食欲
推荐营养素	维生素C、蛋白质、B族维生素、水、铁

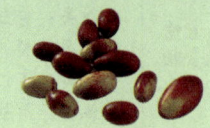

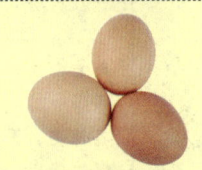

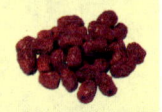